養生經典系列

健身寶典

《修齡要旨》

百歲道士冷謙的健身氣功學代表作

錢超塵 主編

【明】冷謙 撰

鄭紅斌、劉蘇婭 評注

天健出版

目錄

【前言】

《修齡要旨》是元末明初著名養生家冷謙所撰寫的一部中醫養生學專著，也是中國古代健身氣功學的代表作。為了更好地繼承中醫養生文化遺產，使其所論述的養生理論與吐納導引功法在民眾中得到進一步推廣，並為大眾強身健體、養生保健、防病治病發揮出應有的作用，我們在國家體育總局健身氣功管理中心的項目支持下，對本書進行了文獻整理研究，現將整理研究及編寫情況簡要說明如下：

一、冷謙生平研究

冷謙，字啟敬，別號龍陽子，為元末明初道士，生卒年不詳，有云其在元末至正（一三四一——一三六八）間壽已百數歲。通常認為其為錢塘（今浙江杭州）人，也有認為是嘉興（今屬浙江）人或武陵（今湖南常德）人者，是明代著名的音樂家、書畫家與養生家。據《明史．樂志》載，吳元年（一三六七），明太祖「置太常司，其屬有協律郎等官。元末有冷謙者，知音，善鼓瑟，以黃冠隱吳山（在今浙江杭州）。召為協律郎，令協樂章聲譜，俾樂生習之。……乃考正四廟雅樂，命謙較定音律及編鐘、編磬等器，遂定樂舞之制」。可見其精通音律，擅長鼓瑟操琴，是明代郊廟樂章的奠基者。曾著《太古遺音》琴譜一卷，宋濂為之作序，惜此書已佚，又著《琴聲十六法》存世，可知其是明初既能作曲又能演奏，並擅長音樂教學的著名音樂大家。

又據中國繪畫史籍記載，冷謙也是元、明大畫家，且有得道仙化傳說。其中尤以清人姜紹書所撰之《無聲詩史》記載最詳，其卷一云：「仙人冷謙，字起敬，武陵人，道號龍陽子。洪武初以善音律仕為太常協律郎，蓋百餘齡矣……中統（一二六〇—一二六四）初，與邢臺劉秉忠從沙門海雲遊，書無不讀，尤邃於《易》及邵氏《經世》，天文、地理、律曆、眾技皆能通之。至元間，秉忠入拜太保，參中書事，君乃棄釋業儒，遊於霅川（今浙江吳興南），與趙子昂（孟頫）遊四明衛王府，睹唐李將軍畫，忽發胸臆效之，不月餘，山水、人物，悉臻其妙……由此以丹青名於時。莅淮陽，遇異人，授中黃大丹，出示平叔《悟真》之旨，悟之如己作。至明百數十歲，綠鬢童顏，如方壯時。所畫《蓬萊仙弈圖》，尤為神物，圖後有張三豐題識，二仙之迹，可稱聯璧。」清人徐沁《明畫錄》卷二《冷謙傳》謂：「世傳其化鶴入瓶，事甚詭異。」可見在明清時，人們對冷謙之繪事已有許多神異傳說，對其聰明才智與繪畫才能讚嘆不已，但其畫作流傳後世不多，所說《蓬萊仙弈圖》後世也頗有質疑。

冷謙是一位多才多藝的道士，其最大的貢獻和成就則在於養生保健方面，尤其是四季吐納導引的健身氣功養生，其所著《修齡要旨》一書，成為中醫養生學的代表著作，一直為後人所推崇。書中重視四時與健康長壽的關係，強調養生要四時攝養、起居調攝，實為闡發《黃帝內經》的養生精髓；發明長生一十六字訣，發揚延年六字訣並將其與季節養生聯繫起來，這些成為呼吸吐納培育真元的健身基礎；又創立十六段錦、八段錦及卻病導引功法，將吐納與導引有機結合，採用氣功、按摩的方法開展攝生保健活動，為抗衰保健、防病治病提供了有效的鍛煉方法。冷謙由於精於養生之道，又加之以養生有方，所以相傳活到了一百五十歲，是古代中醫養生家中的傑出代表人物。

二、《修齡要旨》簡介

《修齡要旨》主要闡述了中醫養生的基本理論和吐納導引修煉的具體方法，是作者對中醫養生理論和道家養生學說的傳承發揮以及自己多年養生修煉的經驗總結。全書遵循《黃帝內經》「人以天地之氣，四時之法成」的天人相應理論，結合人體臟腑生理功能特點，對春、夏、秋、冬四季以及全年十二個月的養生調攝和生活起居等做了深入的探討和研究，是《黃帝內經》「上古天真論」、「四氣調神大論」等著名篇章內容的演繹與發揮，此外又繼承了南朝梁陶弘景、唐代孫思邈以及道家有關養生理論，結合自身煉精養形經驗，分別對呼吸吐納、導引之術進行了理論闡述和實踐探索，因此，本書內容簡明扼要，理論聯繫實際，對人類的調攝養生、預防疾病、維護健康有著重要的指導意義和使用價值。其所推崇的四季養生、吐納導引等健身功法，簡潔實用，在民間廣泛流傳，深受歡迎，用之於養生保健與防治疾病效驗顯著，成為中醫養生保健與健身鍛煉的重要經典著作。

《修齡要旨》共分九大篇章，內容包括「四時調攝」、「起居調攝」、「延年六字訣」、「四季卻病歌」、「長生一十六字訣」、「十六段錦」、「八段錦導引法」、「導引卻病歌訣」和「卻病八則」。其中，「四時調攝」、「起居調攝」主要論述四季養生法則以及起居作息方法，是《黃帝內經》四季養生理論的具體應用，結合中醫五臟六腑的解剖形象與生理功能，分別在起居、飲食五味、精神調攝以及房事活動等各個方面提出應時的養生要領，並創造性地將六字訣導引功法與季節、五臟緊密聯繫起來，為健身導引功法的運用提供了堅實的理論基礎。「長生一十六字訣」是道家養生的代表性功法之一，本書最早予以記載並傳播，成為呼吸吐納練功的基本功法。所倡導「一吸便提，氣氣歸臍；一提便咽，水火相見」十六字，強調腹式呼吸，意與氣合，下納丹田，同時吞咽提肛，達到培補先天、益精固元、氣旺神足的養生目的。「十六段錦」、「八段錦導引法」、「導引卻病歌訣」、「卻病八則」各篇，分別論述導引功法的運用及其各種功法的養生保健功效，其中所提倡的擦湧泉、揉腎俞、摩目揉耳、吸氣開弓、平臥吐納、舉手扶脅，以及叩齒鳴天鼓、微擺撼天柱、漱津汩汩咽、單關軲轆轉、叉手雙虛托、低頭攀足頻等導引功法既簡單又實用，言簡意賅，內容豐富，具有很強的實踐操作性與較好的健身鍛煉效用，可以說，不但是養生吐納人士所應必備的入門讀物，也是研究中國健身氣功功法的重要資料，很有必要對此進行詳細深入的文獻整理研究。

三、編寫目的與方法

《修齡要旨》為中國明代的養生導引類著作，文辭古奧，語義深邃，加之又是氣功導引方面的專著，書中有許多道家煉丹家的名詞術語，內容涉及中醫學、氣功學、道學、養生學、心理學等多學科內容，以致給讀者的閱讀造成困難，影響了本書在健身氣功、保健治未病方面的推廣與應用。所以，有必要運用傳統的文獻整理研究方法對其開展較為全面、深入的研究，包括對原文進行校勘，對其中疑難字詞、中醫氣功術語等進行注音釋義，對原著中傳統導引吐納功法精華進行整理挖掘，闡釋健身氣功鍛煉方法與醫學理論等，尤其是通過採用白話翻譯的形式加以譯釋，並對其中中醫學術與多學科思想進行評述分析，目的在於更好地解讀傳承古代養生文獻，輔助健身氣功經典著作的閱讀，引導大眾讀者深入理解並實踐運用，進而為傳播中醫傳統文化作出應有的努力。同時通過研究，使本書所蘊含的養生理論與健身導引功法得以發揚光大，充分發揮其強身健體、養生調攝、防病抗衰的健身、保健作用，指導廣大養生愛好者科學養生，積極鍛煉，提高身體素質。

本次編寫工作是在運用傳統文獻整理研究基礎上，通過對原文的校勘、標點、注釋、語譯及點評等形式開展，尤其注重對原著中攝生理論與吐納導引功法進行深入的整理挖掘，主要功法還依據文字描述輔以簡明插圖示意，旨在使本書不但具有理論學術價值，而且兼具可讀性、趣味性與實用性。校勘版本方面主要以學海類編本《修齡要旨》為底本，並以一九八二年由人民衛生出版社出版的《頤身集》一書中所轉載的《修齡要旨》為主校本，由於原書中的不同篇章被多部養生氣功著作分別輯錄，故在研究過程中還以《赤鳳髓》、《養生導引秘籍》等為參校本，認真細緻地對全書原文進行句讀標點、劃分段落、校勘文字，並對難讀字詞進行注音釋義。在此基礎上，採用通俗易懂的白話文對原書條文進行語譯，再結合《黃帝內經》、《莊子》等著作中的有關論述，應用中醫學、氣功學、道學、養生學等多學科理論對文獻所表述的內涵進行較詳細的解讀點評。由於《修齡要旨》自成書以後直至流傳至今的漫長歷史過程中，只有簡單的幾次轉載翻刻，尚未有人從文獻整理研究的角度對其開展校注、語譯、點評等工作，因此，本項目研究和本書的編寫工作是在中國率先開展的，這也為健身氣功傳統文獻整理研究及圖書編寫做出了有益的嘗試。

四、編寫體例與內容

本書的編寫工作是繼國家體育總局健身氣功管理中心文獻整理研究項目完成後，全面詳盡地對《修齡要旨》全部內容，即：「四時調攝」、「起居調攝」、「延年六字訣」、「四季卻病歌」、「長生一十六字訣」、「十六段錦」、「八段錦導引法」、「導引卻病歌訣」、「卻病八則」等九大部分進行原文校勘、標點、名詞術語和難字注釋、白話語譯以及養生理論方法點評。

全書包括四大部分。

（一）原文部分：選擇《修齡要旨》原著全部內容，其中「四時調攝」、「起居調攝」以論述中醫養生理論法則為主，「延年六字訣」、「四季卻病歌」與「長生一十六字訣」以闡述吐納方法為主，「十六段錦」、「八段錦導引法」、「導引卻病歌訣」及「卻病八則」闡釋導引為主，內容已基本涵蓋了中醫養生理論與健身氣功導引的基本方法，為學習中醫養生及健身氣功必修篇目。原文中既包含了中醫陰陽五行、藏象經絡、氣血津液以及養生康復等醫學理論，也包含了道家的樸素修身養性理念、大小周天運氣學說以及養氣煉丹等方法，同時也涉及古代天文、曆法、氣象及實踐醫學、心理學、社會學等多學科基礎知識，較全面地反映了古代醫學氣功理論實踐的基本面貌。本次研究對原文進行了逐字逐句的校勘比對工作，糾正了各版本紕繆、脫衍之處。

（二）注釋部分：針對原文中難解之字、詞、醫學術語等加以注釋，難讀字詞採用拼音標注，異體字採用規範字，目的在於方便誦讀理解，名詞術語及難句則參考歷代諸家論述作注，也引用古書句子引證，偶有歧義者則分別列出，以備參考。

（三）譯文部分：以通俗易懂之白話語言翻譯原文大意，譯釋以直白為主，間有為通暢文義而採取大意譯解者，務求以通俗語言詮釋《修齡要旨》原文旨意，個別處添加中醫病機及氣功功法要領發揮，做到既直白曉暢，又符合中醫養生與氣功導引原理，使原文大意簡潔明瞭。同時，作為本書編寫的創新特色之一，又依據功法的文字描述，給重要的健身氣功吐納功法配以簡潔明瞭的插圖，使讀者在讀懂文獻的基礎上，增加習練功法的趣味性，提高健身療效。

（四）點評部分：是本書整理研究特別著力之所在，內容包括對原文大意的深度解讀，對醫學理論、學術觀點和氣功導引功能的闡釋與發揮，以及對具體養生方法的評述與實踐應用方面的指導意義闡發等，力求較好地反映《修齡要旨》的養生理論與功法實踐的真實面貌，並在理論挖掘及氣功導引傳承方面有所創新，達到傳播中醫傳統養生文化，發揚傳統健身氣功的目的，為科學養生、強身健體提供一本良好教材。

本書的編寫既傳承中國古代中醫養生名著《修齡要旨》的科學理論與方法，為健身氣功古籍整理研究方面起到一定的示範作用；同時也能夠為廣大健身氣功愛好者研習古代傳統文獻、提高氣功理論水平、科學指導健身鍛煉提供一本經典教材，為大眾健身氣功的普及作出應有貢獻。隨著經濟社會的發展和進步，人們渴求健康，重視從傳統健身方法中汲取精華加以應用，重視追尋傳統健身氣功中有關自我調攝、呼吸吐納以及肢體導引等全方位調理氣血運行與心身平衡的方法，這對於提高人的身體素質，保持身心健康，以及防病健身抗衰等具有現實的指導意義與實用價值，也完全符合生物—心理—社會的現代醫學模式，是一種積極有效的自我健身方法，具有較廣泛的應用前景。

五、編寫組織與分工

《修齡要旨》的文獻整理研究以及編寫出版工作，由浙江中醫藥大學鄭紅斌、劉蘇婭擔任項目負責人，課題組成員有許旭、裘偉國、熊愛琳，大家分工協作完成。項目負責人提出總體研究方案，確定研究體例，明確段落劃分與注釋研究範圍，撰寫點評按語，並修改文字，負責統籌文稿等；課題組成員負責校勘原文、注釋字詞、白話語譯、查閱資料，並配以插圖等。由於傳統健身氣功吐納導引的理論精深，內涵豐富，加之以冷謙其人的傳奇經歷和非凡造詣，要真正解讀《修齡要旨》其實並不容易，更由於我們學問膚淺，時間有限，難免在書中存在注釋未明、點評欠妥，甚至解讀錯誤之處，懇望讀者批評指正。

鄭紅斌

二〇一一年六月

卷一

四時調攝

「春三月」

春季的三個月，就是所謂的萬物復蘇，推陳出新的季節。應該晚睡早起。節制情慾以葆養五臟陽氣，少飲酒以防五臟邪火上炎。這期間人體臟腑活動的特點是肝氣比較旺盛而脾氣相對衰微，因而飲食五味方面要減食酸味，增食甜味。肝臟的生理特點是藏魂，為性剛直，為將軍之官，而又體陰用陽，柔潤調和，在五行屬木，五味為酸，五常主仁。肝臟的形狀如同倒懸的瓢葫蘆，分為七葉，離心臟較近，左邊有三葉，右邊有四葉。其功能的強弱在內表現為筋脈是否強健，在外表現為爪甲的枯榮，以眼睛為門戶，與膽有臟腑絡屬關係，因肺金剋制肝木，而肺主辛味，故多食辛味則易傷肝。肝的保養可練習噓字導引功，口中發噓聲以呼氣，兩手交叉相重按於對側的肩膀上，身體緩慢地向左右各扭轉三遍（圖一、二）。也可以正坐後，兩手指交叉，掌心向胸，輕按壓胸部後翻轉手腕，掌心向外、

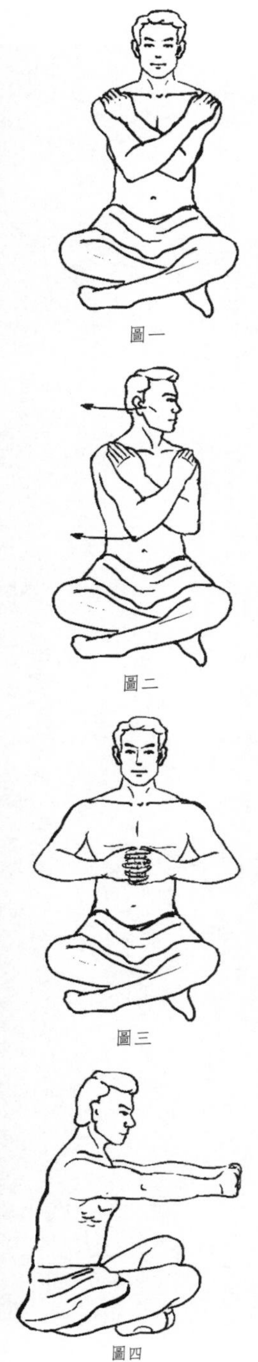

圖一

圖二

圖三

圖四

噓字導引，能去肝家積聚風邪毒氣，不令病作。

向前伸展，如此反覆三至五遍（圖三、四）。此功法能祛除肝臟積聚的一切病邪毒氣，不使疾病發生。需要注意的是整個春季的早晚都需要專心致志堅持做到練習噓字導引功，不可以懈怠，也不可以一暴十寒，方可有所成效。

春三月，此謂發陳[一]。夜臥早起。節情慾以葆生生之氣[二]，少飲酒以防逆上之火[三]。肝旺脾衰[四]，減酸增甘。肝藏魂，性仁[五]，屬木，味酸，形如懸匏[六]，有七葉，少近心，左三葉，右四葉。著於內者爲筋[七]，見於外者爲爪[八]，以目爲戶[九]，以膽爲腑，故食辛多則傷肝。治肝用噓字導引[十]，以兩手相重接肩上，徐徐緩緩，身左右各三遍。又可正坐[十一]，兩手相叉，翻覆向胸三五遍，此能去肝家積聚風邪毒氣[十二]，不令病作。一春早暮，須念念爲之[十三]，不可懈惰，使一暴十寒[十四]，方有成效。

[一] 發陳：推陳致新，復蘇萌發，指草木枝葉舒展。語出《黃帝內經．素問．四氣調神大論》，是對春季陽氣萌動升發，萬物復蘇生長氣候特徵的概括。發，指草木發芽。陳，敷陳。

[二] 生生之氣：指激發推動人體臟腑活動的陽氣，特指春季肝膽少陽春升之氣。如金末元初李東垣《脾胃論》云：「膽者，少陽春升之氣，春氣升則萬化安，故膽氣春升，則餘臟從之。」

[三] 逆上之火：指酒食內鬱化熱，傷及五臟的邪火。肝主升，應春季，尤以肝臟陰虛陽亢的內火為主。

[四] 肝旺脾衰：春季肝木當令，木旺乘土，肝強脾弱，以致脾虛失運，易表現為神疲納呆、腹痛腹瀉等症。

五 性仁：五常配五行，木主仁、火主禮、土主信、金主義、水主智。肝屬木，木主仁，木氣多者，性剛直而有仁心。按，《黃帝內經．素問．靈蘭秘典論》云「肝為將軍之官，謀慮出焉」，清代葉天士《臨證指南醫案》也說：「肝為剛臟，非柔潤不能調和也。」此處肝之性宜作「剛」理解為是。性仁，可理解為肝藏血主疏泄，體陰而用陽，陰陽氣血柔潤平和之意。

六 懸匏（páo）：即倒懸之匏。懸匏，原是對膽囊的解剖形態的描述，因肝膽相為表裏，此處移作對肝臟解剖形態的樸素描述。匏，即匏瓜，俗稱瓢葫蘆，一年生草本植物，果實比葫蘆大，對半剖開可做水瓢。

七 著（zhuó）：附著，附加。此處即滋養、營養之義。下文心、肺、脾、腎臟同。

八 見：通「現」，內臟華彩表現於外之義。肝藏血，主筋，其華在爪。下文心、肺、脾、腎臟同。

九 以目為戶：指肝開竅於目。戶，即門戶。

十 噓（xū）字導引：即「噓」字吐氣法，導引六字訣之一。「噓」，五行屬木，與肝相應，具有疏泄氣機、吐濁明目的功效。詳見本書卷三「延年六字訣」。

十一 正坐：即席地而坐或坐於凳子上，上身挺直，身體氣質端莊，目不斜視。

十二 風邪毒氣：指虛邪賊風，痰淤邪毒之氣，泛指一切外感內傷病邪。《黃帝內經．素問．上古天真論》：「虛邪賊風，避之有時。」高士宗注：「四時不正之氣，皆謂之虛邪賊風。」毒氣，指病理產物的邪毒之氣。

十三 念念：惦記，常常想，意念。引申為一心一意，連續不斷。吳樾《〈暗殺時代〉自序》：「予於是念念欲殺盡此輩。」

十四 一暴（pù）十寒：語出《孟子．告子上》：「雖有天下易生之物也，一日暴之，十日寒之，未有能生者也。」意思是植物曬一天凍十天，不能使其良好地生長。比喻修學、做事沒有恒心，不能堅持，終無所成。暴，通「曝」。

[點評]

依據中醫天人相應理論，人身為一小周天，天地陰陽五行對應人體五臟六腑，木、火、土、金、水分別對應肝、心、脾、肺、腎，故春季的養生應以養肝為先。肝主疏泄，喜條達惡抑鬱，因而春季養肝首要的是保持心情舒暢，以順應「春生」的特性，保持氣機條達舒暢，使得「生而勿殺，予而勿奪，賞而勿罰」。此時宜舒展身體，調攝精神，心理上做到對萬事萬物持有一種釋懷的心情，順應春日裏蓬勃生長的萬物特性。尤其是女子，因其以血為本、以肝為先天的特性，凡經、帶、胎、產諸生理無不關乎氣血，同時又在情感方面更為細膩豐富，故而也最易為情志所傷，導致肝氣鬱結等病證發生。因而春季隨著肝陽之氣的升發，其

五行圖之五味

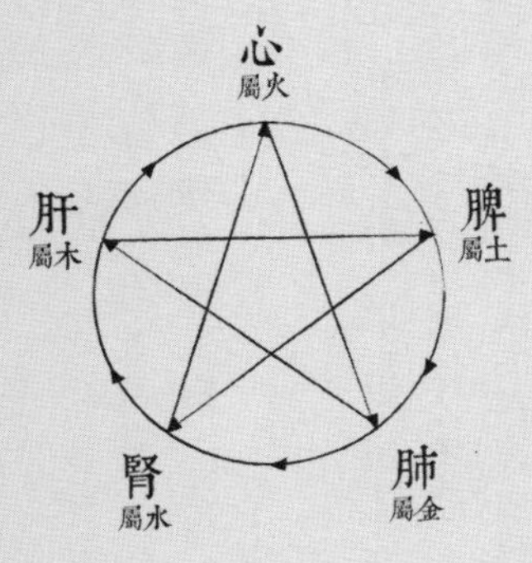

五行圖之五臟

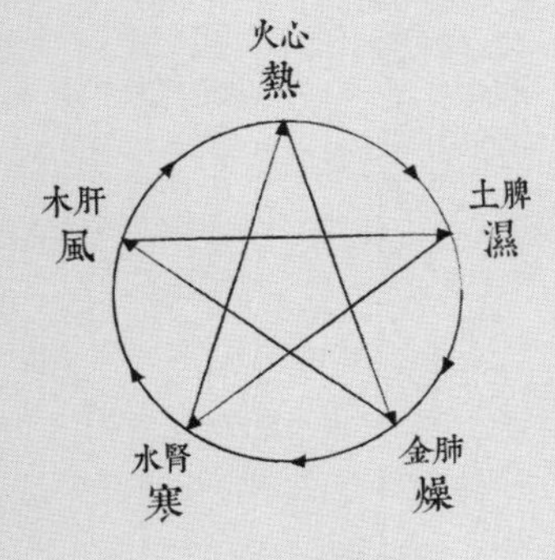

五行圖之氣候

精神、情緒波動會比較大，一定要加強自我調控，駕馭好情緒，遇到不順心的事情，則要學會排遣，務使氣機宣暢，肝氣條達而藏血功能正常發揮。

春季的生活作息起居宜晚睡早起，此作息規律依據於中醫春夏養陽、秋冬養陰的理論與實踐，源出於《黃帝內經．素問．四氣調神大論》，也是道家養生方法中強調效法四時陰陽消長的重要內容，並在《黃帝內經．素問．上古天真論》中得以體現。晚睡早起規律旨在強調春夏之時宜顧護其生生之氣，以利陽氣在機體臟腑經絡之間的正常散布，進而達到保精養神的目的。俗話説「一年之計在於春」，春季陽氣生髮，少陽生長，此時宜順從陽氣生發的規律，晚睡早起，盡可能多活動筋骨，流暢氣血，以協助機體陽氣的生長。另外，春季萬物復蘇，一派欣欣向榮，也正是人們外出踏春遊玩，進行戶外鍛煉的好時光。《黃帝內經．素問．四氣調神大論》云：「春三月……夜臥早起，廣步於庭，被髮緩行，以使志生。」春季在夜臥早起的同時，也可以適當增加日間活動的時間來幫助陽氣的發越，到戶外去呼吸大自然的新鮮空氣，進行積極的鍛煉。也可以選擇戶外庭院空曠之處，深深呼吸，款款緩行，以舒緩情緒，暢通氣機。尤其可以採用噓字導引功加以鍛煉，以調暢胸脅氣機，保肝養肝。

春季養生還要注意「節制情慾以葆生生之氣，少飲酒以防逆上之火」。因為人身陽氣源於命門之火，發源於下焦，而腎精為元陽發動的源泉，是構成和維持人體生命活動的基本物質，具有化生元氣，激發推動人體的生長、發育和生殖，以及化生血液等作用，是五臟六腑陰陽之本，也是人體生命活動的最重要的物質基礎。同時，腎藏精屬水，所化生之血液又能充養肝臟，精血互生，肝腎同源，二者之間關係十分密切，對應於五行學說，屬水能生木的母子相生關係。肝屬東方甲乙木，腎屬北方壬癸水，故又稱「乙癸同源」。腎為陰中之陰，而春季陽氣始生，腎氣較弱，容易受病，因而要惜精節慾，以葆生生之氣。如果在春季殫精竭慮，無所節制，或醉以入房妄泄腎精，就必然會擾動精神，耗損腎精，斫傷陽氣，繼之腎水虧虛無以涵養肝木，可引起肝血不藏、肝陰不足，導致肝陽上亢等病證發生。同樣肝陰不足也會導致腎陰愈虛，而致使相火偏亢，致患遺精、失眠諸病，從而耗竭腎精影響壽命。因此春季養生從肝腎同源、水能生木入手，節情慾以保精是其要點之一。此外，則要注意少飲酒以防五臟內生逆亂之火，尤其是平抑易升易動的肝火。因酒味苦甘辛，性大熱，能助陽升火，血脈不利、寒氣凝重者少量飲之或能溫通血脈、禦寒開結、舒筋活絡、消除疲勞，若不加節制狂飲痛喝，則往往導致酒食濕熱內蘊，鬱而化火，橫逆作亂而戕伐五臟；更有甚者若醉後頻繁入房，則更是耗竭腎精，貽害生命，終致半百而衰。誠如《黃帝內經．素問．上古天真論》所說：「以酒為漿，以妄為常，醉以入房，以慾竭其精，以耗散其真，不知持滿，不時禦神，務快其心，逆於生樂，起居無節，故半百而衰也。」

於春季的飲食調攝，原文指出要在五味調養方面遵照減酸增甘的原則，即減少攝食酸味，而增加甜味食品，這一理論源自於《黃帝內經·素問·臟氣法時論》所云之「肝苦急，急食甘以緩之」、「肝慾散，急食辛以散之，用辛補之，酸瀉之」等論述，是中醫五味入臟補瀉理論的具體應用。五味入五臟，酸、苦、甘、辛、鹹分別對應肝、心、脾、肺、腎。酸味入肝使肝木旺，肝木旺則剋伐脾土太過，容易使脾氣傷，而甘入脾，補益脾氣，培土可抑木，春季肝木已旺，故飲食上應該增加甘味，避免過量的攝入酸味而致肝木太過。而在具體應用中則應辨證虛實，靈活運用，如肝虛之人可適當多酸，肝旺之人則減酸增甘，或依據其金能剋木、辛能散肝的原理，適當的增加一些辛味食物的食用來約束、限制肝氣偏亢，故在整個春季可多食用些韭菜、香菜、萵苣、豆芽、薺菜、香椿、大棗、山藥、葱、蒜等辛甘性味的食物。但五味不可偏嗜太過，若一味太過就有可能會引起臟氣的偏盛偏衰，從而引發疾病產生。

春季養生護肝，噓字導引功是一種最為適宜的功法，其方法為：練習時口中發出噓聲以呼氣的同時，兩手交叉相重分別按於對側的肩膀上，身體緩慢地向左右各扭轉三遍；也可以身體正坐，兩手指交叉，掌心向胸，輕按壓胸部後翻轉手腕，掌心向外、向前伸展，如此反覆三至五遍。注意動作舒緩，神情放鬆。此功法能祛除肝臟積聚的一切虛邪賊風瘀毒痰濕病邪，維護肝臟氣血陰陽正常運行，發揮其少陽春升特性，不使疾病發生。

噓字導引功習練的要領在於發音吐氣時，要嘴角後引，槽牙上下平對，中留縫隙，槽牙與舌邊留有空隙，使氣息從槽牙間、舌兩邊的空隙中呼出體外，口吐「噓」字音，同時兩目圓睜，動作與呼吸協調一致。這一功法具有泄出肝之濁氣、疏肝理氣，使肝氣升發，氣血調和，全身氣機順利升降，並具有明目的功效，只要勤加練習就能起到養肝護肝的成效，對於平素肝膽虛弱，或肝旺脾弱，或肝腎不足證候人群尤為適宜。

正月，腎臟容易受病，肺氣微弱，應減食鹹、酸味，增食辛味，用來助腎補肺，安養胃氣。正月穿的褲子要厚些，而衣服則要輕薄一點，切勿驟然地脫去衣物，以防風邪傷肝、伏邪於內，至夏季引發寒性疾病。

二月，腎氣微弱，肝氣旺盛，不要過食酸味，而應增食辛味，以補助腎精不足，達到調肝、養肝的目的。衣服要保暖，可使身體微微發汗，以利於發散此前冬天內伏的寒氣。

三月，腎氣已經極其微弱，心氣漸漸開始生長壯大，而此時肝木之氣仍然旺盛，應該減食甘味而增食辛味，來滋養腎精，補益氣血。不要長久處在陰暗潮濕的地方，也不要在室外自然環境下脫去衣物暴露身體。

正月，腎氣受病，肺臟氣微。減鹹酸，增辛辣，助腎補肺，安養胃氣。衣宜下濃而上薄，勿驟脫衣，勿令犯風，防夏餐雪[一]。

二月，腎氣微，肝正旺。戒酸增辛，助腎補肝。衣宜暖，令得微汗，以散去冬伏邪[二]。

三月，腎氣已息，心氣漸臨，木氣正旺。減甘增辛，補精益氣[三]，勿處淫地[四]，勿露體三光下[五]。

[一] 夏餐雪：意為春季感受風邪，邪氣內伏，至夏季誘發寒性疾病。即《黃帝內經·素問·四氣調神大論》所說「逆之則傷肝，夏為寒變」。餐雪，指引發寒病。

[二] 去冬伏邪：指感受前一年冬季寒邪，邪氣伏藏於體內，遇春而發為溫病。語見《黃帝內經·素問·陰陽應象大論》：「冬傷於寒，春必病溫。」去冬，指去年冬季。伏邪，指外感病邪伏匿體內。

[三] 補精益氣：滋養腎精，補益氣血。

[四] 淫（yín）地：指陰暗、潮濕的地方。淫，過多，過甚。此處指淫雨陰濕。

[五] 三光：指日、月、星。一說日、月、五星合稱。此處指室外自然環境，風、寒、暑、濕、燥、火六氣所在。

〔點評〕

一年四季，春生、夏長、秋收、冬藏是自然界萬物運行的基本規律，天人相應影響及人，與五臟相通，則肝氣春生，心氣夏長，肺氣秋斂，腎精冬藏。當春三月，木氣正旺，子病容易犯母，子盜母氣而易致腎臟受傷，更加上腎主藏精，冬令固密，至春陽氣發動，腎精易擾而致衰弱，故有「腎氣受病」、「腎氣微」、「腎氣已息」的病機變化，當此季節欲其葆精養神，需在五味補瀉方面平肝瀉肝，補腎養肺，通過五行制化平衡理論，通過五味補瀉而使五臟安和。其中在春季減少或禁止酸味食物攝入的辦法，主要是因為酸能入肝，減酸、禁酸能夠緩解其扶助肝木旺氣的作用。同時因為五行生剋關係，水能生木，金能剋木，通過增鹹、增辛，一方面鹹能入腎以補腎水之不足，緩解肝木旺氣的盜劫，維持腎中精氣的充盈；另一方面則是通過辛能入肺助金氣以剋木，加強其對肝木的制約，從而避免肝氣升發過旺情況的發生，總之，在通過五味歸經入臟而達到五臟安和、陰精內守的養生目的。

春季三月，陽氣初生，寒邪易襲，特別是春寒料峭季節，氣候變化無常，會給機體陽氣帶來損傷，從而為外邪入侵提供可乘之機，當機體感受六淫外邪深重時即可以導致傷寒外感，這就是中醫發病學所謂的感而即發。同時也有感邪輕淺或機體正氣可以耐受病邪之時，外感之邪常常伏藏體內，而至於下一季節或因機體正氣虧虛之時引發疾病，這就是伏邪發病的病機變化。故清代雷豐所撰《時病論》說：「冬傷於寒，春必病溫，是訓人有伏氣之為病也。夫冬傷於寒，甚者即病，則為傷寒，微者不即病，其氣伏藏於肌膚，或伏藏於少陰，至春陽氣開泄，忽因外邪乘之，觸動伏氣乃發。」文中提及的「去冬伏邪」即指此而言。對此伏邪發病的預防養生辦法，冷謙認為，宜在春令時節注意保暖，可在正月時穿著上要特別注意下身厚實、上身輕暖，勿驟脱衣，以防傷於風邪，伏邪內藏而至夏季發為寒性病證；二月時節，春暖花開，陽氣回升，可多食辛辣之品，助血脈氣血流暢，適當多穿衣服保暖，適當增加運動以微發其汗，使伏藏體內之寒邪隨汗而解，從而避免發生如《黃帝內經·素問·陰陽應象大論》所説的「冬傷於寒，春必病溫」之伏邪溫病；三月時要注意勿處陰寒潮濕之地，勿露體三光自然之中感受風寒病邪，以充分保養陽氣，增強體質，可以説均是對《黃帝內經》養生「治未病」理論的實踐總結。

文中提及的「夏餐雪」病證，結合上下文義可理解為春季養生不慎，傷於風邪而致傷肝，風邪潛伏體內，至夏便可導致陰寒內盛，耗傷陽氣，從而出現心陽不振心神失養的畏寒戰慄，如喪神守，以及脾胃陽虛的食則飽悶，下利奔迫，腎陽不足的畏寒怕冷，腰膝酸軟，二便澄沏清冷，筋脈失養的痿痹拘攣等變證，依照《黃帝內經·素問·脈要精微論》「天地之變，陰陽之應，彼春之暖，為夏之暑，彼秋之忿，為冬之怒」的陰陽氣機升降規律，當春季傷於風邪，多可導致風邪內伏而至夏發為寒變之證，心屬火，主夏季，為陽中之陽臟，內藏君火，最易受到損傷，故此處的「夏餐雪」更多指傷及心臟陽氣而言，誠如清代喻昌《醫門法律》所云：「寒變者，夏月得病之總名。緣肝木弗榮，不能生其心火，至夏心火當旺反衰……得食則飽悶，遇事則狐疑，下利奔迫，慘然不樂，甚者戰慄，如喪神守。」因此，春季的起居養生要點之一，就是要注意在調節五味飲食的前提下，在起居穿衣方面充分做好防寒保暖工作，保護春季陽氣生長，達到「春夏養陽」的養生目的。

中醫認為，人體陽氣的消長規律與自然界太陽升降變化相似，在一晝夜中，平旦陽氣生發，日中陽氣隆盛，日西陽氣虛衰，夜間陽氣潛藏內斂，恰相似於一年四季的生長收藏變化規律，在病理情況下，病情也會隨陽氣變化而改變。故《黃帝內經．靈樞．順氣一日分四時》有「春生，夏長，秋收，冬藏，是氣之常也，人亦應之，以一日分為四時，朝則為春，日中為夏，日入為秋，夜半為冬」的論述，並進而指出人體患病的基本規律是「旦慧、晝安、夕加、夜甚」，提示我們疾病的變化規律與人體陽氣的晝夜消長節律有關，養生防病要特別重視「勿處淫地，勿露體三光下」，以避免機體陽氣受到侵害，傷及五臟陰陽。因為自然界中存在風、寒、暑、濕、燥、火六氣，若其太過則化為六淫病邪成為致病因子，其中寒為陰邪，易傷陽氣，濕性類水，易傷脾陽，如機體久居陰濕之處或赤身露體於風雨霧露之中，則外感陰寒濕邪即可乘虛侵襲，從皮膚經絡傷及內臟，因而作為養生防病措施之一，《黃帝內經．素問．生氣通天論》提出應「暮而收拒，無擾筋骨，無見霧露，反此三時，形乃困薄。」冷謙的這一論述非常契合《黃帝內經》經旨，對指導養生防病，特別是春季保養臟腑陽氣具有重要意義。

膽附於肝的短葉下，在面部對應於瞳神、鼻柱之間。練習膽腑導引功，可以身體正坐，兩腳掌相對，昂頭挺胸，以兩手挽起腳腕搖動三至五下（圖五）。也可盤腿而坐，兩手撐地，支撐身體，用力挺直腰脊三五次（圖六），能祛除膽腑的病邪毒氣。

膽附肝短葉下[一]，外應瞳神、鼻柱間[二]。導引，可正坐，合兩腳掌，昂頭，以兩手挽腳腕起，搖動爲之三五度。亦可大坐[三]，以兩手拓地[四]，舉身，努力腰脊三五度[五]，能去膽家風毒邪氣[六]。

[一] 膽附肝短葉下：肝七葉，左三右四，附脊第九椎；膽三寸，居肝葉下，為清淨之府。

[二] 瞳（tóng）神、鼻柱間：指瞳孔與鼻柱間部位，是膽氣外華反應之處。瞳神，指黃仁中央之圓孔，即今之瞳孔。鼻柱，鼻樑。

[三] 大坐：指盤腿而坐。

[四] 拓：舉的意思，即撐托。

[五] 努力：用力挺直。

[六] 風毒邪氣：注見本書卷一「四時調攝・春三月」。

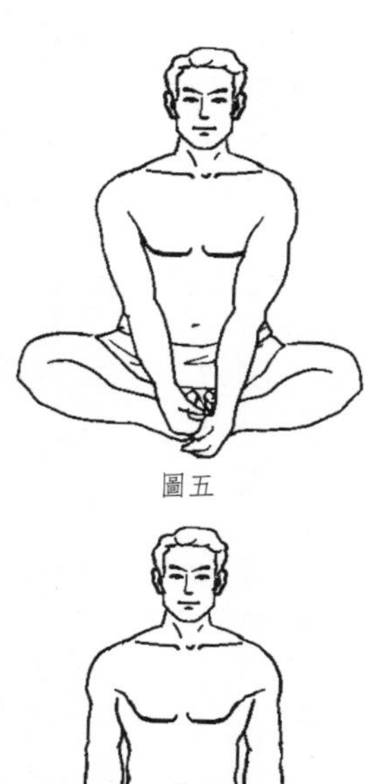

圖五

圖六

膽腑導引，能去膽家風毒邪氣。

［點評］

膽居六腑之首，又為奇恒之腑，位於右脅下，附於肝之短葉間，與肝由足少陽經和足厥陰經相互屬絡，構成表裏關係。其主要生理功能是貯存、排泄膽汁和主決斷。膽為中精之府，內藏清淨膽汁，由肝之餘氣所化生，膽汁生成後，彙集於膽，泄於小腸，以助飲食之物消化，是脾胃運化功能得以正常進行的重要條件。《黃帝內經．素問．靈蘭秘典論》說：「膽者，中正之官，決斷出焉。」指出膽在精神意識思維活動中，具有判斷事務、作出決斷的作用。

膽主春天，屬少陽春升之氣，具有影響體內五臟六腑氣機運行的作用，《黃帝內經．素問．六節臟象論》指出：「凡十一臟，取決於膽也。」金元四大家之一的李東垣解釋云：「膽者，少陽春升之氣，春氣升則萬化安，故膽氣春升，則餘臟從之，所以十一臟取決於膽也。」可見其在十一臟中能像春天陽氣升發、夜半子時一陽萌生一樣影響機體五臟六腑生理活動。膽氣升發，則諸臟之氣生，猶如春暖花開，萬物生榮。膽氣不升，則影響諸臟而致病，猶如有冬無春萬物不生。因此，春季養生要重視對膽的養護調理。

膽腑養生可應用膽腑導引功，其練功方法為身體正坐，腳掌相對，昂頭挺胸，以兩手挽起腳腕搖動三至五下。或盤腿而坐，兩手撐地，挺直身體，用力活動腰脊三五次。目的在於流暢少陽膽經氣血，升發少陽膽氣，祛除膽腑的病邪毒氣，對於機體五臟六腑的保健具有重要作用。

「夏三月」

夏季的三個月，就是所謂的草木繁茂秀美的季節。起居方面應該晚睡早起。此時陰氣伏藏體內，應該戒除吃生冷的食物。同時天氣炎熱，陽氣易於耗散，因而性生活要有節制。性情不可暴躁大怒，也不可當風而立，以防外邪侵襲而伏邪於內，至秋季引發瘧疾。白天不要睡覺，也不要猛喝冷水，這樣容易招致百病。夏季人體臟腑活動的特點是心氣比較旺盛而肺氣相對衰微，因而飲食五味方面要減食苦味，增食辛味。心臟的生理特點是藏神，為君主之官、陽中之陽臟，五常主禮，五行屬火，五味為苦，形狀如同倒懸的蓮蕊。心臟的功能在內表現為血脈的運行是否暢通，在外表現為面色的枯榮。心開竅於舌，與小腸經脈絡屬構成臟腑表裏關係，因腎水剋心火，而腎主鹹味，故過於食鹹味則傷心。心的保養可練習呵字導引功，其方法為：身體正坐，口中發呵聲，兩手握拳用力，分別互相輕

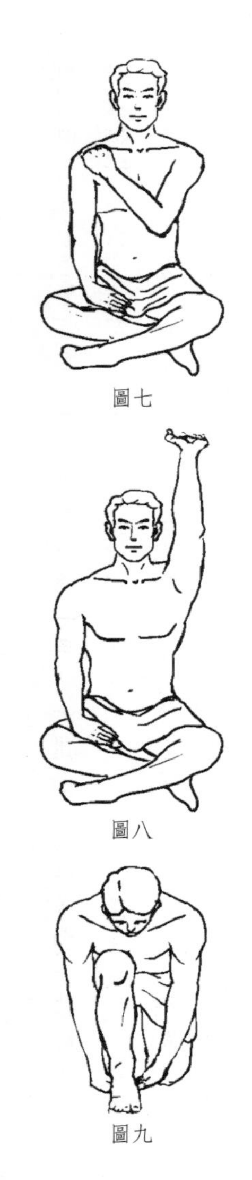

圖七

圖八

圖九

呵字導引，去心胸風邪諸疾。

輕擊打對側，左右各擊五至六下。也可以將一手按大腿上，另一手向上撐舉，假想撐舉重物一樣指向虛空，左右手交替操練（圖七、八）。再以兩手交叉，身體蜷縮，一隻腳踩踏交叉雙手的掌面，在調整呼吸的間歇時左右腳各交替踩踏五至六下（圖九）。此功法能祛除心臟胸膈各種病邪及各種疾患。上述的導引功法習練時間要長一些，閉目，將口中津液分作三次嚥下，叩齒三遍後結束。

夏三月，此謂蕃秀[一]。夜臥早起。伏陰在內[二]，宜戒生冷。神氣散越[三]，宜遠房室[四]。勿暴怒，勿當風，防秋爲瘧[五]。勿晝臥，勿引飲[六]，主招百病。心旺肺衰，減苦增辛。心藏神[七]，性禮[八]，屬火，味苦，形如倒懸蓮蕊[九]。著於內者爲脈，見於外者爲色[十]。以舌爲戶，以小腸爲腑，故食鹹則傷心。治心用呵字導引[十一]，可正坐，兩手作拳用力，左右互相虛築各五六度[十二]。又以一手按髀[十三]，一手向上拓空，如擎石米之重[十四]，左右更手行之。又以兩手交叉，以腳踏手中各五六度，閒氣爲之[十五]，去心胸風邪諸疾[十六]。行

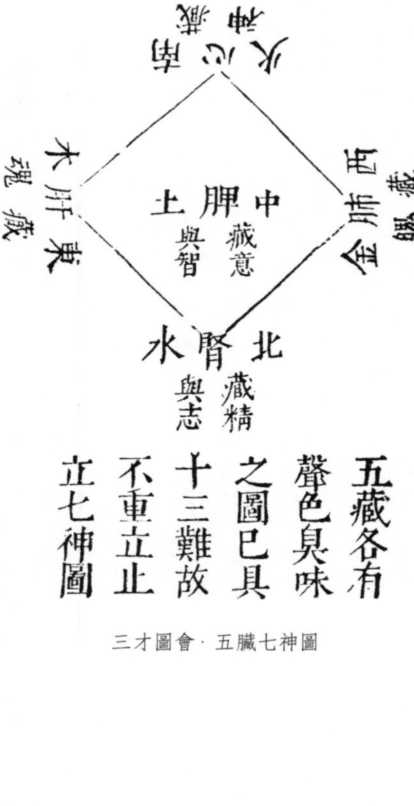

南 心 火 藏神
西 肺 金 藏魄
中 脾 土 藏意與智
北 腎 水 藏精與志
東 肝 木 藏魂
五藏各有聲色臭味之圖已具十三難故不重立止立七神圖

三才圖會·五臟七神圖

之良久，閉目三嚥津［十七］，叩齒三通而止［十八］。

［一］蕃（fán）秀：指自然界草木繁茂秀美。語出《黃帝內經·素問·四氣調神大論》，是對夏季陽氣旺盛，氣候炎熱，植物繁茂生長季節物徵的概括。蕃，指草木葱鬱茂盛，層層疊疊。秀，草木孕育果實。

［二］伏陰：指伏藏體內之陰氣。夏季陽盛於外而陰虛於內，陰氣易被生冷寒邪所傷。

［三］神氣：指疏泄發散的陽氣。

［四］房室：指男女房事活動。

［五］防秋為瘧：以防秋季發為瘧疾。即《黃帝內經·素問·四氣調神大論》所說的痎瘧，由於夏季失於養長，心氣受傷，暑氣乘虛而入，至秋新涼外束，寒熱交爭而引起。張介賓注：「心傷則暑氣乘之，至秋而金氣收斂，暑邪內鬱，於是陰（至秋，外在陰氣始生）欲入而陽（暑邪內鬱而陽亢）拒之，故為寒；火欲出而陰束之，故為熱。金火相爭，故寒熱往來而為瘧。」

［六］引飲：指大渴引冷水而飲。

［七］心藏神：即心主神明功能。指人的精神意識、思維活動由心所主。《黃帝內經·素問·調經論》：「心藏神。」

［八］性禮：五常配五行，心屬火，火主禮，火氣多者性烈而多禮。按《黃帝內經·素問·靈蘭秘典論》云「心者，君主之官，神明出焉」，清代唐容川《血證論》言：「心為火臟，燭照萬物。」此處心之性宜理解為陽中之陽的君主之官為是，心主神明，君主之官，禮治天下，主宰整個臟腑活動。

［九］蓮蕊：睡蓮科植物未開花之含蕊蓮苞，形狀似心臟形態。

十 見於外者為色：指心其華在面。心主全身的血脈，由於血脈循行周身，人體十二經脈，三百六十五絡，其氣血皆上注於面，故人的血氣是否充盈，心臟功能是否正常，均可以在望診面色時看出來。《黃帝內經．素問．六節臟象論》：「心者，生之本，神之變也，其華在面，其充在血脈。」

十一 呵（hē）字導引：即「呵」字吐氣法，導引六字訣之一。呵，五行屬火，與心相應，具有通利血脈、泄出濁氣的功效。詳見本書卷三「延年六字訣」。

十二 虛築：輕輕敲打。《說文》：「築，擣也。」引申為打、擊。《西遊記》：「老孫把頭伸在那裏，你且築一下兒，看可能魂消氣泄。」

十三 脞（bì）：通「髀」，即股骨，大腿處。

十四 石（dàn）：容量單位，十斗為一石。約相當於現在一百二十市斤。

十五 間氣：間隔呼吸之間的氣。即在「呵」呼之氣後與下一次吸氣之間的間隔。

十六 心胸風邪諸疾：指心臟胸膈各種病邪及宿疾。

十七 嚥津：嚥口中津液，古代氣功術語。古人認為口中津液具有潤臟養身之功效。《淵鑒內涵．道部養生》云：「吞津嚥液，飲食自然，身必壽。」

十八 叩齒：上下齒相互叩擊，並發出聲響。有健齒，提神，醒腦的作用。

【點評】

夏季氣候溫熱，萬物生長，草木繁茂秀美並開花孕育果實，此時依據中醫天人相應理論，心為陽中之陽臟，通於夏氣，故夏季的養生應以養心為先。心主神明，主血脈，陽氣主動，主升散，因而夏季養心首在保持心情舒暢愉悦的同時可以順應「夏長」的特性。適宜興奮精神，增加活動，並注意生活作息規律，起居宜晚睡早起，以順應自然界陽氣旺盛的特點。這一規律依據於「春夏養陽、秋冬養陰」的理論與實踐，源出於《黃帝內經．素問．四氣調神大論》。意在夏月季節，宜晚些入睡，以順應自然陰氣的不足；早些起床，以順應陽氣的充盛，即所謂的養陽以勞，養陰以靜。同時在夏季也可以多享受太陽的光照，增加活動的時間和強度，適當多勞動出汗，在保持情緒平和、精神振奮的情況下，盡可能使陽氣得以宣泄通暢。故《黃帝內經．素問．四氣調神大論》云：「夏三月……夜臥早起，無厭於日，使志無怒，使華英成秀，使氣得泄，若所愛在外。」又由於機體內陰陽互相依存，互為消長，夏季的特點是陽盛於外而陰虛於內，伏藏體內之陰氣易被生冷寒邪所傷。故原文言「伏陰在內，宜戒生冷」。《孫真人衛生歌》注釋云：「盛暑之時，伏陰在內，腐化稍遲，瓜果園蔬，多將生痰，冰水桂漿，生冷相值，剋化尤難。」意思是夏季氣候炎熱，但人體的陽氣處於外泄的狀態，即陽盛於外而陰虛於內，此時若過多恣食生冷就會使寒濕盛於體內，影響脾胃消化，容易在損傷人體陽氣的同時，使機體陰精也受到損傷。

於夏季的飲食調攝，原文指出要在五味調養方面遵照減苦增辛的原則，即減少攝食苦味，而增加辛味食品，這一理論源自於《黃帝內經·素問·臟氣法時論》所云之「心苦緩，急食酸以收之」、「心欲軟，急食鹹以軟之，用鹹補之，以甘瀉之」等論述，是中醫五味入臟補瀉理論的具體應用。五味入五臟，酸、苦、甘、辛、鹹分別對應肝、心、脾、肺、腎。苦味入心使心火旺，心火旺則剋伐肺金太過，容易使肺氣傷，而辛入肺，補益肺氣，補金可抑火，夏季心火已旺，故飲食上要增加辛味，避免過量的攝入苦味而致心火太過。民間亦有「冬吃蘿蔔，夏吃薑」的說法，夏季可以適當吃點薑、蒜、葱、蘿蔔、韭菜等辛味的食物，有助於補益肺氣而制約亢旺的心火。暑易傷津耗氣，可以適當增食酸味食物，如番茄、檸檬、草莓、烏梅、葡萄、山楂、菠蘿、芒果、獼猴桃等能斂汗生津、收斂心氣而不使心神散越。但五味不可偏嗜太過，若一味太過就有可能會引起臟氣的偏盛偏衰，從而引發疾病產生。

夏季養心，呵字導引功是一種最為適宜的功法。其方法為：身體正坐，口中發呵聲，兩手握拳用力，分別互相輕輕擊打對側，左右各擊五至六下。也可以將一手按大腿上，另一手向上撐舉，假想撐舉重物一樣指向虛空，左右手交替操練。再以兩手交叉，身體蜷縮，一隻腳踩踏交叉雙手的掌面，在調整呼吸的間歇時左右腳各交替踩踏五至六下，閉目，將口中津液分作三次嚥下，叩齒三遍後結束。此功法能祛除心臟胸膈間諸邪及各種疾患，只要長久堅持，勤加練習就能起到養心的成效。

「呵」字吐氣導引功法的要領是發聲吐氣時，舌體上拱，舌邊輕貼上槽牙，氣從舌與上顎之間緩緩吐出體外，口中輕吐「呵」字音。中醫認為，「呵」字訣與心相應，口吐「呵」字具有泄出心之濁氣、調理心臟功能，促進心主血脈及心主神明的作用。還可以調節臟腑氣化，使腎水上升，以制心火；心火下降，以溫腎水，達到心腎相交、水火既濟，調理心腎功能的作用。同時，通過掌、肩、肘、腕、指、膝、踝各個關節柔和連續地運動，鍛煉了上下肢關節的柔韌性、功能的協調性，也有利於防治中老年人的關節退化、冠心病、高血壓等病症，是一種安全有效的健身氣功鍛煉方法。

四月，肝氣開始減弱，心氣漸漸充盛，飲食五味方面應適當增食酸味，減食苦味，以協調臟氣平衡。同時加強補腎養肝，調養胃氣。此月為純陽之月，陽氣充盛，要節制性生活。

五月，肝氣休止，心氣正旺，飲食五味方面應減食苦味，而增食酸味。同時注意補益肝腎，固藏精氣，起居方面要早睡早起。這個月被稱為毒月，君子應齋戒，飲食五味應素食清淡，要節制房事活動。這個時節梅雨較多，氣候潮濕悶熱，濕熱氤氳，身體容易出汗，要及時烘乾衣物，穿乾爽透氣衣服，室內要時常焚燒蒼朮以祛除濕邪陰氣，身體方面要經常按揉足底湧泉穴，並穿上襪子來保護兩足，免受邪氣侵襲。

六月，肝氣衰弱，脾氣旺盛，飲食方面要節制，要遠離房事女色。這段時間，陽氣盛於外而陰氣虛於內，暑毒熱邪蒸騰於外，不要用冷水洗漱，不要當風吹冷，不要半夜出去納涼，睡覺時不要搖扇取涼，肚腹上要蓋上薄被子，吃的食物也要以溫熱為宜。

四月，肝臟已病，心臟漸壯。增酸減苦，補腎助肝，調養胃氣。爲純陽之月[一]**，忌入房。**

五月，肝氣休[二]**，心正旺。減酸增苦**[三]**，益肝補腎，固密精氣，早臥早起。名爲毒月**[四]**，君子齋戒**[五]**，薄滋味，節嗜慾。霉雨淫蒸，宜烘燥衣，時焚蒼朮**[六]**。常擦湧泉穴**[七]**，以襪護足。**

六月，肝弱脾旺。節約飲食，遠避聲色。陰氣內伏，暑毒外蒸，勿濯冷[八]**，勿當風，夜勿納涼，臥勿搖扇，腹護單衾**[九]**，食必溫暖。**

[一] 純陽之月：農曆四月稱之為純陽之月，《詩經》有「正月繁霜」之說，至四月始為純陽月，已無陰氣侵害之虞。

二 肝氣休：指肝木所主的春天旺氣逐漸休止的意思。休，與旺相對，息、止。

三 減酸增苦：按五臟五味補瀉理論，五月肝氣虛，心氣旺，酸能入肝，苦能入心。此處宜作「減苦增酸」為是。

四 毒月：五月為毒月之説源起於先秦，《呂氏春秋》中《仲夏記》一章規定人們在五月要禁慾、齋戒。

五 齋戒：古人祭祀之前，必沐浴更衣，不喝酒，不吃葷，不與妻妾同寢，以示虔誠莊敬，稱為齋戒。

六 蒼朮（cāng zhú）：菊科蒼朮屬的植物，多年生直立草本，藥用部位為其根莖。有燥濕健脾、祛風散寒、明目作用。

七 湧泉穴：位於足底前部凹陷處第二三趾趾縫紋頭端與足跟連綫的前三分之一處，為全身俞穴的最下部，乃是腎經的腧穴。

八 濯（zhuó）冷：即用冷水沐浴盥洗。

九 單衾（qīn）：薄被。唐代韋應物《冬夜》詩：「單衾自不暖，霜霰已皚皚。」

【點評】

《史記·太史公自序》云：「夫春生、夏長、秋收、冬藏，此天道之大經也。弗順則無以為天下綱紀。」這要求我們要順應自然，尊重自然規律，以達到天地人和諧的目的。五氣與五臟相通則肝氣春生，心氣夏長，肺氣秋收，腎精冬藏。當夏三月，心火之氣正旺，子病容易犯母，子盜母氣而易致肝臟受傷，更加上季節輪換，春化為夏，天時遞變而肝氣逐漸衰退讓位，或者休止停息，故有「肝臟已病」、「肝氣休」、「肝弱脾旺」的病機變化。當此季節慾養生防病，從飲食五味入手需減苦增酸，同時參以補腎養肝，調養胃氣，通過五行制化而使五臟安和。減苦主要是通過苦能入心，減少其對夏季火旺之氣的助推作用，增酸主要是因酸能入肝以補肝氣之不足，補腎主要是通過水能生木，腎精能夠滋養肝陰來補肝養血，皆是通過飲食五味歸經入臟，通過五味補瀉而達到五臟安和、陰精內守的養生目的。

夏季四、五、六月，陽盛於外，陰虛於內，肝腎易虧，心火獨旺。故而養生要點尤其重要的是：遠房事，節嗜慾，勿濯冷，勿當風，免受寒涼刺激，以防傷及陽氣。純陽之月或陽旺之時為何要特別注意節制房事的理由，大致不外乎此時陽氣邸張亢盛於外，而陰精虛損不足於內，陰陽應象天人相應之下，機體此時多處於陰精不足之期，應對亢烈盛夏的氣候已然略顯難為，又遑論妄泄腎精以戕伐腎中真元？因此，文中諄諄教導，務以忌入房、節嗜慾、遠避聲色為養生修齡的要旨，俾使精氣固密，肝腎強壯而先天之本無憂。

此外，文中也強調五月、六月間，霉雨淫蒸，氣候悶熱潮濕，暑毒外迫，機體不但容易出汗，脾胃功能也會因時虛弱，此則主要由於外濕困脾，阻遏氣機升降，使中焦氣機運化樞紐不能正常運轉之故，所以養生中特別強調要薄滋味、節制飲食、食必溫暖，以調養胃氣，鞏固後天之本。此時節中一般可多吃些清淡利濕、清涼消暑之品，如多吃些易於消化食品，少吃高脂厚味及辛辣上火之物，多吃新鮮蔬菜瓜果等，既可滿足所需營養，又可預防中暑。主食以稀為宜，如綠豆粥、蓮子粥、荷葉粥等，也可吃些米仁、山藥、蓮子、赤豆等保健食品，還可適當飲些清涼飲料，如酸梅湯、菊花茶等。但冷飲要適度，不可偏嗜寒涼之品，否則會傷陽而損身。也不可在起居方面過分貪涼濯冷、當風受寒，以致損傷臟腑陽氣，影響脾胃後天運化。

脾藏意，主思，五常為信，五行屬土，五味為甘，形狀如同鐮刀。脾主運化，將所化生的精微物質輸送至周身，向內營養五臟六腑，在外營養肌肉四肢。脾開竅於口，其華在唇，與胃腑通過經脈絡屬構成表裏關係。因肝木剋脾土，而肝主酸味，故多食酸味則傷脾。脾旺於四季末各十八日，其運化的水穀精微能上輸於肺，營養肺臟而正常的呼濁吸清，又能夠調和水火之臟，充養心腎，促使心腎相交，人體肺、心、腎三臟的正常活動，以及各種氣血津液營養物質的運行轉化，全賴於脾土的滋養，脾的功能正常則身體就會常葆健康。脾的保養可練習呼字導引功，其方法為：身體正坐，口中發呼聲，一腳前伸，一腳屈曲搭在另一腿上，兩手向後撐地，仰頭挺胸，極度拉伸腰背三至五下（圖十）。再雙膝著地跪坐，以兩手撐地，向左右扭頸轉頭各三至五下，同時眼神要如虎雄視般的專注有神（圖十一）。此功法能祛除脾臟積聚的病邪毒氣，又能促進食物的消化。

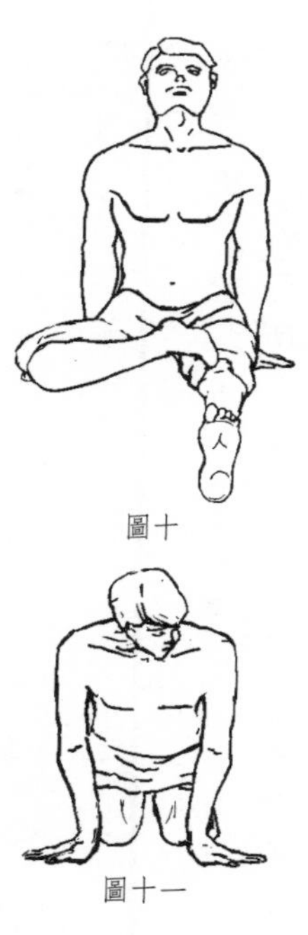
圖十

圖十一

呼字導引，能去脾家積聚風邪毒氣，又能消食。

脾藏意[一]，性信[二]，屬土，味甘，形如刀鐮[三]。著於內者爲臟[四]，見於外者爲肉[五]。以唇口爲戶[六]，以胃爲腑，故食酸多則傷脾。旺於四季末各十八日[七]，呼吸橐籥[八]，調和水火[九]，會合三家[十]，發生萬物，全賴脾土，脾健則身無疾。治脾用呼字導引[十一]，可大坐，伸一腳，屈一腳，以兩手向後，及掣三五度[十二]。又跪坐，以兩手據地，回頭用力作虎視各三五度[十三]。能去脾家積聚風邪毒氣，又能消食。

一 脾藏意：即脾主意。脾主運化，化生水穀精氣，是產生記憶思維活動的物質基礎。語出《黃帝內經・素問・宣明五氣篇》。意，意念，是五臟精氣所化生的情志活動之一，為脾所主。《黃帝內經・靈樞・本神》：「心有所憶謂之意。」思慮過度可傷脾，影響脾的健運而出現食慾不振、胸腹痞滿等病症。

二 性信：五常配五行，木主仁、火主禮、土主信、金主義、水主智。脾屬土，土氣多者，心性寬而重信用。按《黃帝內經・素問・靈蘭秘典論》云：「脾胃者，倉廩之官，五味出焉。」脾主運化，為氣血生化之源，此處脾之性宜以中和平正為是，土居中央，長四臟，灌溉四旁，輸布精微而性寬重信。

三 刀鐮：即鐮刀，俗稱割刀，刀體呈月牙狀，刀口有斜細鋸齒。因其扁平而長，用以形容脾臟，相當於解剖學上的胰腺。

四 臟：指內臟，包括肝、心、肺、腎及六腑等。按本書前文體例此處應為「肉」，即脾主肌肉。今按其著於內者為臟，可理解為脾主運化，為氣血生化之源，轉輸水穀精微以營養體內臟腑器官，而為後天之本。

五 肉：指肌肉。按本書前文體例此處應為「唇四白」，即脾其華在唇四白。《黃帝內經・素問・六節臟象論》云：「脾、胃、大腸、小腸、三焦、膀胱者，倉廩之本，營之居也，名曰器，能化糟粕，轉味而入出者也，其華在唇四白，其充在肌，其味甘，其色黃，此至陰之類，通於土氣。」

六 唇口為戶：脾開竅於口，其華在唇。

七 四季末各十八日：即脾不主時而主於春、夏、秋、冬四季之末各十八日。根據五行理論，五臟配五行，肝、心、肺、腎分別主春、夏、秋、冬四季。脾臟屬土，旺於每季後十八天，不獨主四時之一。《黃帝內經・素問・太陰陽明論》：「脾不主時何也？岐伯曰：脾者土也，治中央，常以四時長四臟，各十八日寄治，不得獨主於時也。」王冰注曰：「七十二日四季之月者，謂三月、六月、九月、十二月各十二日後，土寄旺十八日也。」

八 橐龠（tuó yuè）：此指吐故納新的呼吸運動而言，亦指肺臟功能活動。橐，也稱橐龠，是以牛皮製成的風袋，古代的一種鼓風吹火器。龠，原指吹口管樂器，這裏借喻為橐的輸風管。

⑼ 水火：心屬火，腎屬水，腎水上濟，心火下降，心腎相交，水火既濟。概指心腎二臟功能活動。

⑽ 會合三家：指通過脾主運化、散布精微，為臟腑氣機升降樞紐而維持其正常的生理活動。三家，即上文所指肺、心、腎三臟。

⑾ 呼（hū）字導引：即「呼」字吐氣法，導引六字訣之一。呼，五行屬土，與脾相應，具有健脾助運、升清降濁的功效。詳見本書卷三「延年六字訣」。

⑿ 及掣（chè）：極力牽掣拉伸。及，同「極」。

⒀ 虎視：指目光炯炯，如虎之雄視。漢代華佗創立五禽戲強調模仿虎、鹿、熊、猿、鳥（鶴）五種動物動作加以鍛煉，用來保健強身。其中，虎戲要求做到目光炯炯，撲按，轉鬥，表現出威猛剛勁神態。

【點評】

脾，位於腹腔內，居於中焦，形如刀鐮，開竅於口，其華在唇，與胃由足陽明經和足太陰經相互絡屬，構成表裏關係，是後天之本，氣血生化之源。故《黃帝內經．素問．靈蘭秘典論》云：「脾胃者，倉廩之官，五味出焉。」《黃帝內經．素問．經脈別論》說：「飲入於胃，游溢精氣，上輸於脾，脾氣散精，上歸於肺……」《黃帝內經．靈樞．營衛生會》

說：「人受氣於穀，穀入於胃，以傳於肺，五臟六腑皆以受氣……」《黃帝內經》的這些論述，均是針對脾具有主運化、升清與統血的功能而言，強調其作為人體最重要臟器的作用。所謂脾主運化，是說脾具有消化水穀，並將水穀化為精微，進一步轉輸至全身各臟腑組織器官的作用，特別是因為脾具有居五行中央的特性，可順利將水穀精微布散至心肺肝腎，並為化生精、氣、血、津液提供物質基礎，從而營養機體肌肉、皮毛、脈絡、五官等各種組織器官。因此，文中將其稱為「著於內者為臟，見於外者為肉」，即指此運化營養作用而言，也是脾主四肢、肌肉，開竅於口，其華在唇諸多生理作用的理論依據。臨床上若脾氣健運，則營養充足，臟腑功能旺盛，肌肉豐滿壯實，四肢輕勁有力，面、唇紅潤光澤，口味味覺正常而身體強壯健康。反之，若脾失健運，消化吸收功能失常，則見腹脹、便溏、食慾不振、消瘦、倦怠乏力以及氣血生化不足等病理表現。

脾與時令季節的關係，雖有脾主長夏一說，但主要觀點仍然是表現在脾主四時之末，《黃帝內經》也稱之為「脾不主時」。《黃帝內經·素問·太陰陽明論》云：「脾者土也，治中央，常以四時長四臟，各十八日寄治，不得獨主於時也。」張志聰注：「春、夏、秋、冬，肝、心、肺、腎之所主也。土位中央，灌溉於四臟，是以四季月中，各旺時十八日。是四時之中皆有土氣，而不獨主於時也。五臟之氣，各主七十二日，以成一歲。」突出說明了脾主四時之末，土能灌溉四旁，脾主運化及四肢肌肉等重要功能，脾運化水穀精微，化生氣血，滋養四肢百骸和五臟六腑，如同自然界之土能生長、滋養萬物一樣。由於其能化生精微、充養五臟，同時又處中焦為氣機升降樞紐，因此關係到心、腎諸臟腑的正常活動，體現在呼吸運動、心腎相交等生理功能表現之上。恰似於自然萬物以大地為物化場所，五行之中以土為母的生理特性。故金元四大家之一的李東垣在《脾胃論》中說：「脾胃一病，百病由生。」正說明脾健則身無疾的後天之本重要性。脾主運化，主管機體飲食之物的消化與吸收，因此飲食上要有節制，要多吃容易消化吸收之物。《黃帝內經．素問．臟氣法時論》說：「穀肉果菜，食養盡之，無使之過，傷其正也。」《黃帝內經．素問．上古天真論》也說「飲食有節……故能形與神俱，而盡終其天年，度百歲乃去。」說明飲食水穀本來是營養人體的，但如果飲食不節制，就會適得其反，傷害人體正氣。所以一定要節制飲食，三餐規律，這樣才能使形體與精神一致，才能頤養天年。對於脾胃的飲食養生，原則上宜清淡、少油膩、少生冷為主，特別注意做到「溫、軟、鮮、淡」四字，尤其是不可偏嗜生冷食物和粗糙醃製食品，以免讓胃腸受涼或傷及脾胃運化。

脾的養護調理，也可應用呼字導引功，其方法為：使身體正坐，口中發呼聲，一腳前伸，一腳屈曲搭在另一腿上，兩手向後撐地，仰頭挺胸，極度拉伸腰背三至五下。再採用雙膝著地的跪坐姿勢，兩手撐地，向左右扭頸轉頭各三至五下，同時眼睛要專注有神。目的在於流暢太陰脾經之氣血，升發脾之清陽，加強脾之運化，以袪除脾臟的病邪宿疾、痰濕瘀毒不正之氣等。

呼字吐氣導引功法的練習要點是發聲吐氣時，舌兩側上卷，口唇撮圓，氣從喉出後，在口腔形成一股中間氣流，經撮圓的口唇呼出體外，並在正坐後，輕吐「呼」字音。中醫認為，呼字訣與脾臟相應。口吐「呼」字具有泄出脾胃之濁氣、促進腸胃蠕動、健脾和胃、消食導滯的作用，長久練習有助於後天之本的鞏固，是脾胃不足病證康復調理的養生方法之一。

「秋三月」

秋季的三個月，就是所謂的萬物成熟收穫的季節。起居上應該早睡早起。還要收斂精神，禁用汗，吐等耗傷津液的方法。這期間人體臟腑活動的特點是肺氣比較旺盛而肝氣相對衰微，因而飲食五味方面要減食辛味，增食酸味。肺臟的生理特點是藏魄，主管人的本能動作，其為性嬌嫩，五常主義，五行屬金，五味為辛。肺臟的形狀如同倒懸中空的磬，名為華蓋，分為六葉兩耳，總計八葉。肺宣發衛氣與津液向內營養肌膚腠理，向外滋潤皮膚毛髮。肺開竅於鼻，與大腸通過經脈絡屬構成臟腑表裏關係，因心主苦味，心火剋肺金，故多食苦味則傷肺。肺的保養可應用呬字導引功法，其方法為：身體正坐，以兩手撐地，蜷縮身體彎曲背脊，再兩手向上伸舉三下（圖十二），這樣能祛除肺臟的病邪污垢。也可以兩手握拳反向捶打背部，左右依次從下往上捶擊各三下（圖十三），這樣能祛除心胸中的病邪毒氣。呬字導引功習練的時間要長一些，最後閉目嚥津、叩齒而收功。

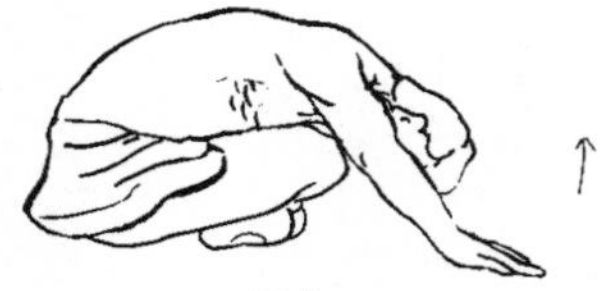

↑

圖十二

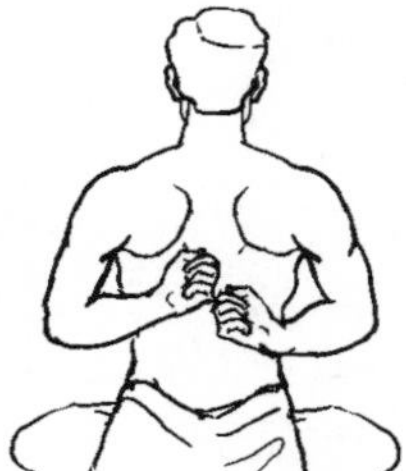

圖十三

呬字導引，去肺家風邪積勞及胸臆間風毒邪氣。

秋三月，此謂容平[一]。早臥早起。收斂神氣，禁吐、禁汗。肺旺肝衰，減辛增酸。肺藏魄[二]，性義[三]，屬金，味辛。形如懸磬[四]，名爲華蓋[五]，六葉兩耳[六]，總計八葉。著於內者爲膚，見於外者爲皮毛。以鼻爲戶，以大腸爲腑，故食苦多則傷肺。治肺用呬字導引[七]，可正坐，以兩手據地，縮身曲脊，向上三舉，去肺家風邪積勞。又當反拳槌背上，左右各槌三度，去胸臆間風毒邪氣。爲之良久，閉目嚥液、叩齒而起[八]。

一　容平：萬物形態平定，不再繁茂生長。指秋天是萬物成熟收穫的季節。語出《黃帝內經・素問・四氣調神大論》，是對秋季寒涼收斂、萬物蕭條、形態平定氣候特徵的概括。容，生物的形態。平，平定。

二　肺藏魄：肺主氣以養魄，故魄藏於肺。《黃帝內經・靈樞・本神》：「並精而出入者謂之魄。……肺藏氣，氣舍魄。」《黃帝內經・素問・宣明五氣》：「五臟所藏，……肺藏魄。」張志聰注：「魄乃陰精所生，肺為陰臟，故主藏魄。」魄，指精神活動中司感覺和支配動作的功能。

三　性義：五常配五行，木主仁、火主禮、土主信、金主義、水主智。肺屬金，金氣多者莊肅而重義。按《黃帝內經・素問・靈蘭秘典論》云：「肺者，相傳之官，治節出焉。」程國彭《醫學心悟》曰：「肺為嬌臟。」肺葉嬌嫩不耐寒熱，肺性清肅易受邪攻，故稱嬌臟。此處肺之性宜作「嬌」理解為是，可理解為肺具有清肅下降、治理調節的生理特性。

四　懸磬（qìng）：即倒懸之磬。磬，古代一種用石或玉雕成的中空樂器。

五　華蓋：本義為華麗的車蓋，是古代君王出門，張在頭頂上或車上的華麗的傘蓋。因肺在五臟中位置最高，居於諸臟之上，故有「華蓋」之稱。

六　六葉兩耳：此為古人所理解的肺臟解剖形態。《難經・四十二難》曰：「肺重三斤三兩，六葉兩耳，凡八葉。」

七 呬（sī）字導引：即「呬」字吐氣法，導引六字訣之一。呬，五行屬金，與肺相應，具有呼濁吸清、宣肺利咽的功效。詳見本書卷三「延年六字訣」。

八 嚥液：即「嚥津」，嚥口中津液。古代氣功術語，古人認為口中津液具有潤臟養精之功效。叩齒：上下齒相互叩擊，並發出聲響，有健齒，提神，醒腦的作用。

【點評】

秋季是萬物成熟、形態平定的季節，秋氣屬金，金與肺相對應，故秋季養生應以養肺為先。肺氣清肅下降，主治節，因而秋季養肺首要的是安定寧靜、收斂神氣，以順應「秋收」的特性，保持樂觀的情緒，避免傷感，使機體由活躍、外向、宣泄階段，轉變過渡到沉靜、內向、積蓄的階段。故《黃帝內經·素問·四氣調神大論》云：「秋三月……使志安寧，以緩秋刑，收斂神氣，使秋氣平；無外其志，使肺氣清，此秋氣之應，養收之道也。」尤其是老年人易在秋季產生悲憂情緒，傷神耗氣，故而要在秋季擁有一個平和的心態，保持一顆平常的心，摒棄雜念，思想純正，靜心養氣，思維要趨於平靜，精神不要向外張揚，以適應秋天的清靜肅殺、陽氣收斂的特性。多一點淡泊，少一點私慾，就能讓心情收穫喜悅，達到秋季養生的目的。如遇悲秋寡歡，則家人朋友也應該從旁勸說讓其從憂鬱的情緒中儘快解脱出來，以收斂神氣，恢復陰陽平衡。誠如《壽親養老新書》說：「秋時凄風慘雨，草木黃落，年高之人，身雖老弱，心亦如壯，秋時思往昔親朋，動多傷感，季秋之後，水冷草槁，多發宿患，此時人子最宜承奉晨昏，低悉舉止看詳，若顏色不樂，便須多方誘說，使役其心神，則忘其秋思。」

秋季的生活作息起居宜「早臥早起，與雞俱興」以應秋候。「早臥」以順應陽氣之收斂，「早起」使肺氣得以舒展，且防收斂之太過。因秋季三個月，秋風清肅，萬物收殺，陽氣已衰退，陰氣已漸盛，人的起居調攝應與氣候相適應，才能避免秋天肅殺之氣對人體的侵害。

春夏的夜臥早起相比，要適當減少日間的活動時間，增加夜間的睡眠時間，因而要早臥早起。秋季鍛煉或勞作，應遵守「秋養收」的原則，即保證陰精內斂，不使之隨陽氣外耗。情緒靜謐，神氣斂藏，動作平緩，感遍身微熱，汗出即止。同時還要注意「禁吐、禁汗」，以免耗傷人體的津液，達到秋季養肺的目的。

於秋季的飲食調攝，原文指出要在五味調養方面遵照「減辛增酸」的原則，即減少攝食辛味，而增加酸味食品，這一理論源自於《黃帝內經·素問·臟氣法時論》所云之「肺苦氣上逆，急食苦以瀉之」、「肺欲收，急食酸以收之，用酸補之，以辛瀉之」等論述，是中醫五味入臟補瀉理論的具體應用。五味入五臟，酸、苦、甘、辛、鹹分別對應肝、心、脾、肺、腎。辛味入肺使肺金旺，肺金旺則剋伐肝木太過，容易使肝氣傷，而酸入肝，增酸益肝，減辛抑金，故秋季飲食上應該增加酸味，減少攝入過量辛味之品以防加重剋伐肝木。另外秋季也可適當增加涼潤之品，如芝麻、糯米、蜂蜜、荸薺、葡萄、蘿蔔、梨、柿、蓮子、百合、甘蔗、菠蘿、香蕉、銀耳、乳品等。

秋季養生護肺，呬字導引功是一種最為適宜的功法。其方法為：身體正坐，以兩手撐地，蜷縮身體彎曲背脊，再兩手向上伸舉三下，這樣能祛除肺臟的病邪積勞。也可以兩手握拳反向捶打背部，左右依次從下往上捶擊各三下，這樣能祛除心胸中的風毒邪氣。最後閉目嚥津、叩齒而收功。此功法只要勤加練習，長久堅持就能起到養肺的成效。

呬字吐氣導引功法練習的要領是發聲吐氣時，上下門牙對齊，留有狹縫，舌尖輕抵下齒，氣從齒間呼出體外，口中輕吐「呬」字音。中醫認為，呬字訣與肺相應，口吐「呬」字具有泄出肺之濁氣、鍛煉肺的呼吸功能、促進氣血在肺內的充分融合與氣體交換等作用。同時，又通過彎曲背脊，擴胸捶背，閉目嚥津叩齒等動作活動肩背胸部，增加肺活量，運動頸、肩、背部的肌肉和關節，有效防治頸椎病、肩周炎和背部肌肉勞損等病症。

七月，心肝之氣微弱，而肺氣獨旺，飲食上應增加鹹味減少辛味，補養心肝兩氣，強健筋骨，補益肺氣，安養脾胃。要調節性情，安靜心神，不要觸冒極度悶熱的環境，要選擇清靜涼爽之地居處，保持氣機調暢，心情舒朗，並使足部與頭部保持清涼。

八月，心氣微弱，而肺氣旺盛，飲食上應減少辛味增加苦味，助筋養肝，補血養心、調理脾胃。不要食用薑這類辛散之物，清晨不可沾染秋天的霧露之氣。

九月，人體中陽氣已經衰弱，陰氣已經充盛，飲食上應減少苦味增加甘味，加強補肝益腎助脾胃。不要觸犯暴風霧露，不可沉溺於醉酒、飽食。

七月，肝心少氣[一]，肺臟獨旺。增鹹減辛[二]，助氣補筋[三]，以養脾胃。安靜性情，毋冒極熱[四]，須要爽氣[五]，足與腦宜微涼。

八月，心臟氣微，肺金用事。減苦增辛[六]，助筋補血，以養心肝脾胃。勿食薑，勿沾秋露[七]。

九月，陽氣已衰，陰氣太盛[八]。減苦增甘，補肝益腎助脾胃。勿冒暴風、恣醉飽[九]。

[一] 少氣：指臟氣虛弱。

[二] 增鹹減辛：鹹屬水，辛屬金；鹹歸腎，辛入肺。七月肺臟獨旺，減辛能抑肺，增鹹能補腎，乃取於金水相生之意。

三 助氣補筋：肺主氣，肝主筋。七月暑氣當消未衰，炎熱暑邪易耗氣傷津，疲勞筋骨，故當採取補益肺氣、滋補肝血的辦法。

四 毋冒極熱：不可觸冒炎熱暑天，不可長久在炎熱天氣下做活。毋，不要，不可以。

五 爽氣：清涼舒爽，氣機調暢，心情舒朗。

六 減苦增辛：按八月心氣虛肺氣旺，心微肺盛，火弱金旺，苦能入心，辛能入肺。此處宜作「減辛增苦」為是，下文「勿食薑」可證。

七 秋露：指秋日露水。

八 太盛：即大盛。

九 恣（zì）醉飽：恣意醉飲、飽食之意。

［點評］

秋季三月，乃肺金用事，按五行相剋，金能剋木，火能剋金。金氣太過，一方面可以乘木，致肝木受損，另一方面能反侮心火，致心氣虧虛，故飲食五味應減少辛味保肺，增加鹹味補腎，增加苦味助心，增加甘味健脾，使金水相生，金火相安，土能生金。同時進補益氣柔肝、滋養脾胃之品，以達到五味安和、五臟平衡協調的目的。

秋季花木凋零，秋風蕭瑟，人的情緒易於煩躁或悲愁、傷感，自古以來，民間就有「悲秋」之說，如杜甫《登高》詩云：「萬里悲秋常作客，百年多病獨登臺。」柳永《雨霖鈴》也說：「多情自古傷離別，更那堪冷落清秋節。」秋瑾則有「秋風秋雨愁煞人」之嘆，這主要與中國文人的特殊情感有關，也與詩人懷才不遇，看秋天清靜肅殺、落葉凋零而慨嘆歲月不饒人、光陰迅速逝去有關，這樣就特別容易在此時產生悲秋嘆息的情緒，嚴重者還會與時相應，會產生或加重「悲秋」的憂鬱不良情緒。因此，秋季養生應條達情志、培養樂觀情緒、保持心理平衡，以順應「秋收」的特性。養成不以物喜、不為己悲、樂觀開朗、寬容豁達、淡泊寧靜的性格，收神斂氣，保持內心寧靜，以減緩秋季肅殺之氣對精神的影響，從而適應秋季容平的特徵。

秋季三月，七月近夏，九月臨冬，秋初則夏暑未盡褪去，或有極熱暑氣，秋末則秋涼已近寒涼，陰氣已然大盛。此時養生初時要注意避免多穿衣服，觸冒炎熱以致身熱汗出，汗液蒸發，陰津傷耗，陽氣外泄，應選擇清靜涼爽之地居處，保持氣機調暢，心情舒朗，並使足部與頭部保持清涼以順應陰精內蓄、陽氣內收的特性；後期則要注意勿沾秋露、勿冒暴風以傷及機體陽氣，致生傷寒變證。同時還要注意八月勿食薑，九月勿醉飽。因為恣意醉酒、飲食過飽易損傷人體的脾胃功能，導致脾失健運、胃失通降，進而會影響及肺，土不生金而母病及子，故脾的功能失常易使肺臟受病。如飲食有節則益人，飲食無節則傷人，故在秋季飲食保健中應注意食飲定時定量，使胃腸生理機能維持正常的活動，使其有序進行消化，不至於紊亂或過勞。

冬三月

冬季三個月，是大自然陽氣內伏、萬物潛伏的季節，稱之為閉藏。這時節，人們不可擾亂陽氣，要早睡晚起，注意足部保暖而頭部清涼，背部多曬太陽，避免受寒，不可過多出汗。眼睛不宜過於靠近爐火，雙足要經常用溫水濯洗。由於冬令季節，腎氣旺盛，心氣衰少，飲食上要減少鹹味攝取而增加苦味食品。腎在情志方面與志向有關，腎之性主智慧，五行屬水，五味為鹹。解剖形態方面，腎有二枚，左為腎，右為命門。其上對於臍部，附著在腰脊。腎精滋養骨骼，反映於外部則精氣主要表現在牙齒是否堅固光澤，耳朵聽力是否靈敏，腎和膀胱相為表裏構成臟腑對應關係，所以多吃甜食就易傷腎。保養腎臟要用吹字導引，其方法為：身體正坐，兩手向上托舉，左右轉動脅部三五次（圖十四）。再將手交叉按住膝部，曲肘，團身環抱雙膝，左右轉身三五次（圖十五）。再用足踏地，左右各數十次（圖十六）。能去除腰腎積聚的邪氣。

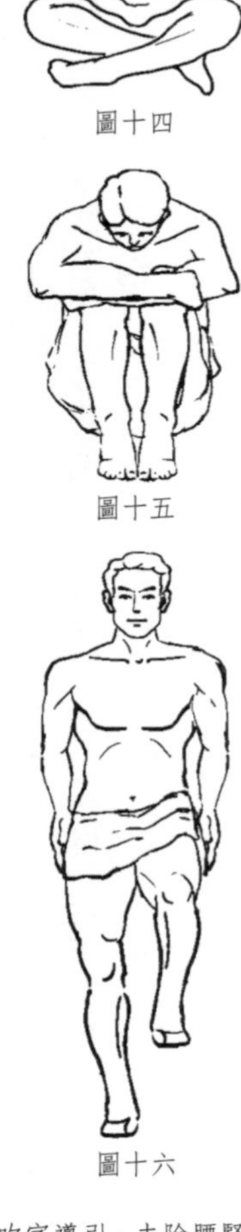

圖十四

圖十五

圖十六

吹字導引，去除腰腎積聚邪氣。

冬三月，此謂閉藏[一]。早臥晚起。暖足涼腦，曝背避寒[二]，勿令汗出。目勿近火，足宜常濯。腎旺心衰[三]，減鹹增苦。腎藏志[四]，性智[五]，屬水，味鹹。左爲腎，右爲命門[六]。上對臍，附腰脊。著於內者爲骨[七]，見於外者爲齒。以耳爲戶，以膀胱爲腑，故食甘多則傷腎。治腎用吹字導引[八]。可正坐，以兩手聳托[九]，左右引脅三五度[十]。又將手反著膝[十一]，挽肘，左右同捩身三五度[十二]，以足前後踏，左右各數十度。能去腰腎風邪積聚[十三]。

[一] 閉藏：指閉密收藏。冬季陽氣內伏閉守，萬物潛藏。語出《黃帝內經．素問．四氣調神大論》，是對冬季氣候寒冷、生機潛伏、萬物蟄藏時令特徵的概括。

[二] 曝（pù）背：背部多曬太陽。因背部為陽經所過之處，背部多曬太陽有利於促進陽經氣血流暢，保養陽氣。曝，曬。見本書卷一「一暴十寒」注。

[三] 腎旺心衰：冬令主水，在臟為腎，當季腎氣旺盛；水能剋火，水旺火衰，腎水旺而心氣衰少。

[四] 腎藏志：指腎與精神活動中的人的記憶力或意志密切相關。因腎藏精，是精神活動的物質基礎，腎主骨生髓通於腦，腎精氣充盛則腦髓充而精力旺盛，記憶力強；腎精氣不足，則精神不振，健忘。

[五] 性智：五常配五行，木主仁、火主禮、土主信、金主義、水主智。腎屬水，水氣多者，性聰而情善。按《黃帝內經．素問．靈蘭秘典論》云「腎者作強之官，伎巧出焉」。此處腎之性智，可理解為腎藏精生髓充腦，為封藏之本，水火之宅陰陽根本之意。

[六] 命門：腎有二，左為腎，右為命門。源出《難經．三十六難》有「腎兩者，非皆腎也，其左為腎，右者為命門。命門者，諸神精之所舍，原氣之所系也，故男子以藏精，女子以繫胞（子宮）」。

七 著於內者為骨：即腎精滋養骨骼，腎主骨之意。

八 吹（chuī）字導引：即「吹」字吐氣法，導引六字訣之一。吹，五行屬水，與腎相應，具有清泄相火、強精固本的功效。詳見本書卷三「延年六字訣」。

九 聳托：向上托舉。

十 脅（xié）：從腋下到肋骨盡處的部分。

十一 反著膝：交叉按住膝部。

十二 捩（liè）身：扭轉身體。

十三 風邪積聚：指病邪宿疾。參見本書卷一「四時調攝・春三月」注釋。

【點評】

冬季是四季之中最寒冷的季節，日照最少，氣候寒冷，朔風凜冽，陽氣潛藏，草木凋零，自然界蟄蟲伏藏，用冬眠狀態養精蓄鋭，以便為來春生機勃發做好準備。因此，冬季養生，要著眼於「藏神」，做到「精神內守，病安從來」。具體來説，則宜遵守《黃帝內經》提出的：「冬三月，此為閉藏……使志若伏若匿、若有私意、若已有得。」同時還要注意飲食起居，再結合吹字導引功培補先天精氣，固元培本，強身健體。

冬季養神要著眼於「藏神」，注意保持精神安定，情志暢和，做到含而不露，心境平靜，保持個人的愉悅情緒，以抵禦自然界嚴酷的寒冷刺激，維持生命機體健康。尤其要注意「恬淡」二字，重視個人道德修養與思想情操的修為，做到道德高尚、光明磊落、性格豁達、心理寧靜，這有利於神志安定，氣血調和。同時注意減少私心雜念，降低對名利和物質的嗜慾，減輕不必要的精神壓力與思想負擔，做到心地坦然，心情舒暢，從而維持臟腑氣血的正常運行，促進身心健康。具體方法上，一方面應增強運動以振奮精神，振奮陽氣以抵禦寒冷侵襲，消除寒冬季節帶來的消極情緒；另一方面可通過平衡心態，通過自我心理調攝，通過經驗認識及思想活動過程來轉移情緒、情感反應，消除其不良刺激，避免不良情緒影響；此外也可多曬太陽，延長光照時間，興奮大腦神經，抑制腦內褪黑素生成；多用溫熱水洗腳，以溫暖腎經，促進氣血流通。

飲食調養方面，《黃帝內經》特別強調要「食飲有節」、「去寒就溫」、「減鹹增苦」，即在日常膳食中可適當增加一些「肥甘厚味」的食品。如在平常飲食當中可以適當增加動物肉類、蛋類、脂肪和糖的攝入，如牛羊肉、豬肉、雞鴨肉、狗肉以及動物內臟、烏龜、甲魚和新鮮魚類等來滋養臟腑，在調味品上可以適當多選擇一些辛辣食物，如胡椒、辣椒、薑、蒜等。還要注意增加維生素、礦物質的攝入，如蘿蔔、胡蘿蔔、土豆、菠菜及柑橘、蘋果、香蕉等水果。這樣有利於機體在寒冷環境中較好地維持體溫平衡，增加抗寒防凍能力。不過對於動物肉類、脂肪等的攝食要特別注意節制，不宜一味過多過頻，以致痰濕鬱而化熱，變生內熱病證，所以也應適當增加苦味食品以瀉火清熱。

起居方面，冬天陽氣衰少，水旺火衰，人們養生要順乎自然界運行的規律，使人體適應氣候和變化，特別注意不要擾亂人體秘密封藏的陽氣，所以要特別注意睡眠、勞作、居處環境及衣著防寒等。強調入睡和起床要有一定規律而且可適當延長睡眠時間，按照《黃帝內經》提倡的方法是「早睡晚起，必待日光」。由於冬令季節日短夜長，日照時間缺乏，體內陽氣內藏不盛，適當增加睡眠時間，有助於陽氣的收藏，也有利於精氣的保養，所以早睡晚起不吝是一個簡便易行又節省的養生方法。同時，勞作與鍛煉也須做到適度有常，《黃帝內經》指出：「起居如驚，神氣乃浮。」只有不妄作勞，才能蓄養精氣，使人體精力充沛，生命力旺盛，做到心靜與身動的有機結合。此外，還要注意衣著保暖，注意禦寒保暖，補腎護陽，衣服要注意寬緊、厚薄、質地、顏色等。服裝宜寬不宜緊，質地宜厚不宜薄，材料宜輕不宜重，顏色宜深不宜淺，古人曾提出：「春穿紗，夏著綢，秋天穿呢絨，冬裝是棉毛。」可選擇織物厚、透氣性小和保溫性良好的深色材料。還要隨天氣變化及時增減，切不可急穿急脫、忽冷忽熱，尤其是出汗之後，禁忌當風脫衣與濕衣久穿，避免傷害人體陽氣。

冬季養腎應用吹字導引功法鍛煉，其方法為：身體正坐，兩手向上托舉，左右轉動脅部三五次，再將手交叉按住膝部，曲肘，團身環抱雙膝，左右轉身三五次，再用足踏地，左右各數十次，能去除腰腎積聚邪氣。

吹字吐氣導引功法習練的要領，是在發聲吐氣時，舌體、嘴角後引，槽牙相對，兩唇向兩側拉開收緊，氣從喉出後，從舌兩邊繞舌下，經唇間緩緩呼出體外，口中輕吐「吹」字音。中醫認為，吹字訣與腎相應，口吐「吹」字具有泄出腎之濁氣，壯腰健腎、增強腰腎功能和預防衰老的作用，長久練習能強精壯腰，鞏固先天之本，對於腎虛早衰、畏寒肢冷、性慾減退、陽痿早泄、五心煩熱、遺精早泄以及骨質疏鬆等病證具有良好效應。

十月，心肺之氣微弱，腎氣較為強盛，飲食上應減食辛味、苦味以保養腎精。此月為純陰之月，一年之中生長發育所需的精氣積蓄充養就是從這個月開始的，因而最為重要的是性生活不可以過度。

十一月，腎氣最為旺盛，心肺之氣衰微，飲食上應增食苦味、減食鹹味以助心益腎，並要調補肺胃。此月人體之陽氣剛剛生長，故要養精蓄銳，避免過度房事活動，減少言語勞神。

十二月，脾氣旺盛，腎氣衰微，飲食上應減食甘味、增食苦味來調補心脾，同時還要補心助肺，調理腎氣。此月時節，不要過度暴露於霜雪這種寒冷的環境中，禁忌疲勞，防止出汗。

十月，心肺氣弱，腎氣強盛。減辛苦[一]，以養腎氣。爲純陰之月[二]，一歲發育之功，實胚胎於此[三]，大忌入房。

十一月，腎臟正旺，心肺衰微。增苦減鹹[四]，補理肺胃。一陽方生[五]，遠帷幕[六]，省言語。

十二月，土旺，水氣不行。減甘增苦，補心助肺，調理腎氣。勿冒霜雪，禁疲勞，防汗出。

[一] 減辛苦：即減辛減苦，減少攝入辛味和苦味。辛屬金，金水相生；苦屬火，水能剋火，減辛減苦可以滋養腎氣。按十月腎氣強盛，本應減鹹增苦，因腎中精氣藏於體內，宜滿不宜泄，此處作減辛減苦，有利於補益腎氣，鞏固先天之本，符合《黃帝內經．素問．上古天真論》「腎者主水，受五臟六腑之精而藏之，故五臟盛乃能瀉」的理論。

[二] 純陰之月：即建亥之月，代指農曆十月。

[三] 胚胎：男女先天精氣結合的生命體。此處用作動詞，比喻事物的開始或起源。李時珍《本草綱目．人

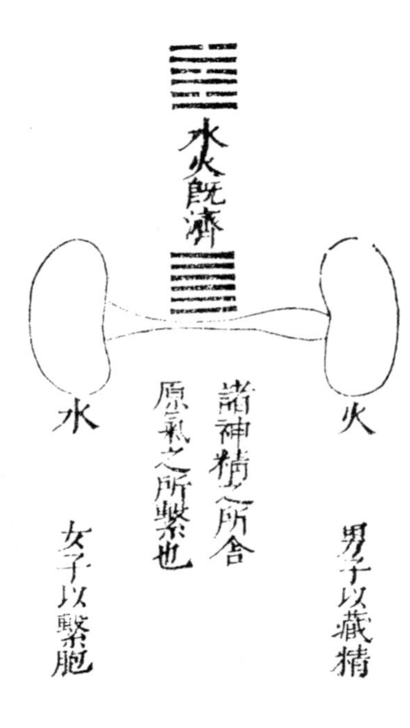

三才圖會．腎獨有兩圖

一・人胞》云：「天地之先，陰陽之祖，乾坤之槖籥，鉛汞之匡廓，胚胎將兆，九九數足，我則乘而載之，故謂之河車。」

四 增苦減鹹：十一月腎氣最旺之月，因其最旺，易剋伐心火，故可適當增苦以助心，減鹹以制腎。這反映了中醫辨證論治、因時制宜的思想，可與十月減辛、減苦結合靈活理解。

五 一陽方生：冬至一陽生，萬物由陰轉陽，陽氣初生之意。方，剛剛。

六 帷幕：原指軍中的帳幕，此處指的是男女房事活動。

【點評】

自然界的季節更替變化，構成了萬物的春生、夏長、秋收和冬藏。「冬藏」既是大自然植物與動物的生長規律，也是人類的養生原則，同時也體現了「天人相應」的中醫理論。冬季，應該養精蓄鋭，避免過度房事活動，減少言語勞神，以利於來年應付春生、夏長、秋收的付出和收穫。

十月為純陰之月，即建亥之月，人體生長發育所需的精氣實胚胎於此月。起居上切忌進行男女房事活動以耗散人之精氣。辛味屬金，金水相生；苦味屬火，水能剋火，減辛減苦可滋養腎氣，故當十月腎氣強盛而心肺之氣微弱之際，飲食五味宜減辛減苦。十一月，冬至一陽生，萬物由陰轉陽，陽氣初生，所以起居上要節制房事，減少言語耗神。因腎藏精，心主神，肺主氣，房事過頻勢將耗傷陰精致傷腎臟，言語過多費神傷氣而傷及心肺，故明代高濂所撰《遵生八箋．四時調攝箋》中指出：「冬日腎水味鹹，恐水剋火，故宜養心。」腎主鹹，心主苦，因腎水剋心火，故多食鹹味，會使腎水偏旺，而使心陽減弱，而多食苦味，可以助心氣養心，故十一月腎水最旺、心肺衰微之際，為平衡五臟陰陽，飲食五味可適當增苦減鹹。又因甘屬土，土旺則能乘水，水旺易傷心，多食甘易傷腎，故十二月時應減甘增苦。誠如《黃帝內經．素問．五臟生成篇》云：「多食甘，則骨痛而髮落。」明代李時珍《本草綱目》亦云：「甘屬土，腎病毋多食甘。甘傷腎，腎痛而齒落，皆指此類也。」反映了中醫養生須立足因時制宜、五臟平和的觀點。

冬季養生還要注意「禁疲勞」、「遠帷幕」、「防汗出」。不可過度的疲勞，在勞動過程中，要注意正常工作規律和生活規律，避免體內疲勞蓄積並向過勞狀態轉移，導致記憶力減退，注意力不集中，睡覺不安穩、睡眠質量下降，時常頭疼、耳鳴、目眩、煩躁、鬱悶等過勞症狀。再則「冬時天地氣閉，血氣伏藏，人不可勞作汗出，發泄陽氣」，因汗為津液所化，乃「陽加於陰」，由腎中陽氣蒸騰陰精所化生，如勞力太過，汗出過多，不但可以耗傷津液致傷陰精，而且氣隨汗泄，容易加劇陽氣虛損而出現少氣懶言、畏寒怕冷、體溫下降，甚而腎中陽氣被傷的結果，尤其是在冬令季節腎陽微弱、腎精不足的時節，防大汗出乃是護養腎中陰陽的重要方面。因此，冬季養生應該做到「無擾乎陽」，以驅寒、養腎、養藏為主，順應體內陽氣的潛藏，以斂陽護陰。

另外，冬季養生的原則是「藏而不泄」，古人也早有「冬季禁慾」之說。冬季氣候寒冷，人體需要體內陽氣來禦寒，而性生活會消耗人體的陰精與陽氣，因此在寒冷的冬季，不要因擾動精氣而破壞人體陰陽轉換的生理機能，要養精蓄銳，避免過度房事活動，培固先天之本，強壯體質而安然度過寒冷冬季，保持生命健康。

卷二

起居調攝

「起居調攝」

清晨睡覺醒來，要等神志清醒後再睜開雙眼。接著將兩手搓熱後拭摩熨眼數十遍。隨後雙眼先自左向右旋轉九圈，再自右向左旋轉九圈。閉眼一段時間後，猛然用力睜開。這樣能祛除內伏於五臟的邪火。穿衣起身而坐，叩齒，集中精神，然後鳴天鼓數次，依照呵、呼、呬、吹、噓、嘻六字訣的順序，吐出體內的污濁之氣，納入自然界的新鮮空氣。按五行相生的順序在體內運氣循行一周，以消散夜間蘊積在臟腑中的邪氣。此呼吸吐納功法可隨時隨地進行練習，長期堅持鍛煉則能提高功法水平，再結合起居飲食調養，如慢慢洗漱梳妝，飲食調和等，即可以取得較好的養生效果。

平明睡覺[一]，先醒心，後醒眼。兩手搓熱，熨眼數十遍[二]。以睛左旋右轉各九遍[三]，閉住，少頃，忽大掙開[四]，卻除風火[五]。披衣起坐，叩齒集神[六]，次鳴天鼓[七]，根據呵、呼、呬、吹、噓、嘻六字訣[八]，吐濁吸清[九]，按五行相生循序而行一周[十]，散夜來蘊積邪氣。隨便導引[十一]，或進功夫[十二]。徐徐櫛沐[十三]，飲食調和。

[一] 睡覺（jué）：即清晨睡醒。覺，醒來。

二 熨眼：將兩手搓熱後拭摩兩眼，能治兩目昏暗。《聖濟總錄》載：「治目昏暗，……相摩拭熨目。」

三 睛：指眼珠。

四 掙開：指用力張開眼睛。掙，同「睜」。

五 卻除風火：指祛除鬱伏於體內的五臟邪火。卻，祛除。風火，指邪伏於內、從陽化生的五臟邪火。

六 叩齒：即上下齒相互叩擊，並發出聲響，有健齒、提神、醒腦的作用。集神：即集中精神。

七 鳴天鼓：以兩手掌掩耳，手指置於腦後，用食指按壓住中指，再滑下輕彈後腦部，耳內如有擊鼓之聲，有清醒頭腦、預防耳疾等作用。

八 呵（hē）、呼（hū）、呬（sì）、吹（chuī）、噓（xū）、嘻（xī）：即養生六字訣。呵，即「呵」字吐氣法，呵字五行屬火，與心相應，具有通利血脈，泄出濁氣的功效。呼，即「呼」字吐氣法，呼字五行屬土，與脾相應，具有健脾助運、升清降濁的功效。呬，即「呬」字吐氣法，呬字五行屬金，與肺相應，具有呼濁吸清、宣肺利咽的功效。吹，即「吹」字吐氣法，吹字五行屬水，與腎相應，具有清泄相火、強精固本的功效。噓，即「噓」字吐氣法，噓字五行屬木，與肝相應，具有疏泄氣機、吐濁明目的功效。嘻，即「嘻」字吐氣法，具有通利三焦，暢通元氣的功效。詳見本書卷三「延年六字訣」。

九 吐濁吸清：呼出污濁之氣，吸入新鮮空氣，能促進體內新陳代謝、氣血運行。

十 五行相生：指木生火，火生土，土生金，金生水，水生木。這裏指依次按照火—心—呵、土—脾—呼、金—肺—呬、水—腎—吹、木—肝—噓，再加三焦的嘻字訣來進行呼吸吐納。一周：此處指依照呵、呼、呬、吹、噓、嘻的六字訣順序在體內運氣循行一周。

十一 隨便導引：隨時隨地在方便之時，長期堅持鍛煉此六字訣呼吸吐納功夫。導引，即呼吸吐納。《道樞．契真篇》曰：「吐納以練臟，導氣以和體。」晉代李頤注：「導氣令和，引體令柔。」

十二 功夫：指能力水平，即提高練習功法的能力。

十三 櫛沐（zhì mù）：指梳洗。這裏是早上起來洗漱、梳妝的意思。

【點評】

《黃帝內經．素問．上古天真論》云：「飲食有節，起居有常，不妄作勞，故能形與神俱，而盡終其天年，度百歲乃去。」指的是生活作息要有一定的規律，這樣才有利於身心健康，延年益壽。對於起居調攝，中國自古以來，不但在睡前、睡時有所講究，而且在睡醒起床時，也有一定的要求。《尚書》中曾記載：早起以左右手摩腎，次摩腳心，則無腳氣諸疾。以熱手摩面則令人悅色，以手背揉眼則明目。此外還可摩耳、摩鼻，並作全身乾沐浴等。明代高濂的清晨怡養法也指出：「雞鳴後醒睡，即以兩手呵氣一二口，以出夜間積毒；合掌承之搓熱，擦摩兩鼻旁及熨兩目五七遍；更將兩耳揉捏扯拽，捲向前後五七遍；以兩手抱腦後，用中食二指彈擊腦後各二十四；左右聳身舒臂，作開弓勢五七遍；後以兩股伸縮五七遍；叩齒漱津滿口，作三嚥；少息，因四時氣候寒溫，酌量衣服；起服白滾湯三五口，名太和湯；次服平和補脾健胃藥數十丸；少頃進薄粥一二甌，以蔬菜壓之，勿過食辛辣及生硬之物；起步房中，以手鼓腹，行五六十步。」說明清晨起床以後的按摩方法具有清腦，明目、去屑、止癢、生髮的功效，如能長期堅持，起居有節，將有利於達到養生長壽之目的。

本節在《黃帝內經》「起居有常」的原則指導下，主要論述了清晨起居的養生要點，要求起居上神定氣閑並強調要進行按摩與吐納，指出睡覺起床要先醒神再醒眼，先閉眼拭摩再猛然睜開，這樣能祛除五臟內伏之邪火，然後集中精神叩齒、鳴天鼓，這樣可固齒、健脾、強腎，中醫學認為「齒為骨之餘」「腎開竅於耳」，齒、耳與脾胃氣血、肝腎肺心都有密切關係，尤其是與腎主骨骼，腎精充養關係密切。再依照呵、呬、吹、噓、嘻六字訣的順序，呼吸吐納，吐故納新，並按五行相生的順序在體內運氣循行一周，如此即可消散夜間蘊積在臟腑中的邪毒濁氣。如能因地制宜，長期堅持鍛煉，則能不斷提高功法水平，再結合起居飲食調養，將能取得較好的養生效果。

臉面要經常按摩，頭髮要經常梳理，眼睛要經常轉動，耳朵要經常集中精神地聽，牙齒要經常叩擊，嘴巴要經常緊閉調息，口中津液要經常吞嚥，腹內氣息要經常提起，心情要經常平靜，神氣要經常內守，背部要經常保持溫暖，肚腹要經常按摩，胸部要經常調護，陰囊要經常兜裹，平常言語要簡約靜默，全身皮膚要經常熨擦、按摩，進行乾沐浴。

面宜多擦，髮宜多梳，目宜常運，耳宜常凝[一]，齒宜常叩，口宜常閉，津宜常嚥，氣宜常提，心宜常靜，神宜常存，背宜常暖，腹宜常摩，胸宜常護，囊宜常裹[二]，言語宜常簡默[三]，皮膚宜常乾沐[四]。

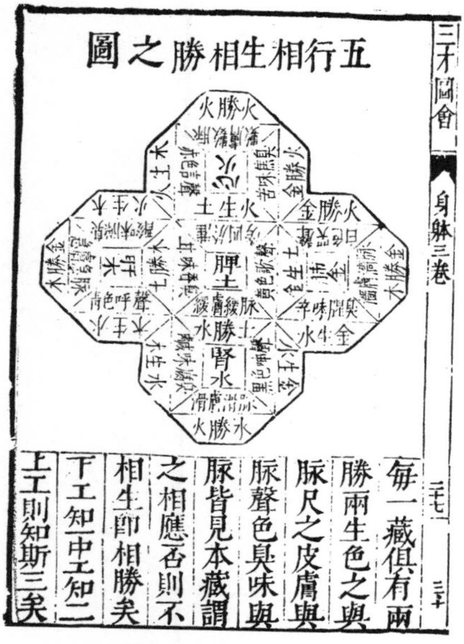

三才圖會 身躰三卷

五行相生相勝之圖

每一藏俱有兩勝兩生色之與脈尺之皮膚與脈聲色臭味與脈皆見本藏謂之相應否則不相生即相勝矣下工知一中工知二上工則知斯三矣

三才圖會·五行相生相勝之圖

[一] 凝：集中精神聚精會神地聽。李朝威《柳毅傳》注：「凝聽翔立。」集中精神聽講別人說話，有利於安定神志，固護腎精。

[二] 囊宜常裹：指陰囊要經常兜裹保暖。囊，陰囊。

[三] 簡默：簡約靜默。宋代葉夢得《石林燕語》卷十：「夷叟簡默寡言笑，雖家居獨坐一室，或終日不出。」

[四] 乾沐：又稱乾沐浴，《雲笈七籤·雜修攝導引按摩》云：「摩手令熱，摩身體從上至下，名曰乾浴。」即先將雙手摩擦令熱，然後熨擦、按摩肢體皮膚，有疏通經絡、祛風散寒等作用。

【點評】

以上起居調攝之「養生十六宜」，源於古代「修昆侖法五宜」、「卻病延年一十六句之術」及「左洞真經按摩導引訣」等內容，後首見於本書，係由冷謙整理撰成，清代汪昂的《勿藥元詮》又加以修訂，遂成為比較完整的起居養生法則。養生十六宜，簡便易學，不受條件的限制，若能堅持實施，則能強身健體，預防早衰，防病卻病，延年益壽。現將後世發揮並可資運用的具體操練方法和功效概述如下：

一、面宜多擦：站立或取坐位，兩眼微閉，將兩手掌相互擦搓至熱後，隨即兩掌覆於兩腮及下頜部，五指並攏，手小指貼於鼻側，掌指上推，經眉間印堂，上至額部髮際，然後向兩側擦至兩鬢，再下擦經面頰，至腮部、下頜。反覆進行，擦至面部有熱感為止。早晚各擦一次。其功效是：通過浴面能祛除邪氣，使面部皺斑不生，紅潤而有光彩。現代醫學認為，面部的毛細血管豐富，常擦可促進面部的血液循環，滋潤皮膚，增加顏面的光澤和增強面部皮膚、肌肉的彈性，有利於除皺消斑和延緩面容的衰老，並有提神明目和預防感冒、眼疾、耳疾等作用。

二、髮宜常梳：用梳子輕輕梳頭一百至三百次，或用兩手十指的羅紋面，由前髮際梳至後髮際，反覆數十遍，以頭皮有溫熱感為宜。早晚各梳一次。腦力勞動者，當用腦疲勞時，亦可隨時運用此法，以解除腦疲勞。其功效是：健腦寧神，烏髮，通百脈，散風火。可用於防治頭暈、頭痛、耳鳴、腦脹、記憶力減退、失眠、多夢、白髮、感冒等。現代醫學認為，梳髮可刺激頭皮的神經末梢，促進血液循環和頭皮的新陳代謝，並可改善大腦和腦神經的血液供應，活躍生理機能，從而促進毛髮的生長，減少或延緩白髮的產生，具有提神醒腦、消除疲勞、聰耳明目等作用。

三、目宜常運：取坐位，兩眼微閉，緩緩轉動眼球。先向左、上、右、下，連續轉動九圈，再向右、上、左、下反方向轉動九圈。然後將眼緩緩睜開。早晚各進行一次，或在用眼疲勞時進行。其功效正如《陸地仙經》所說：「運睛除眼翳。」常運睛不僅有明目、改善視力的作用，且可消除外翳內障。現代醫學認為，運睛可以鍛煉眼外肌，增進睫狀肌對晶狀體突度的調節能力，改善視力，消除視疲勞，推遲眼的老花。另外運睛能促進眼部組織的血液循環，增強視神經、動眼神經及眼肌的功能，對眼球有保護滑潤作用，不易發生眼疾。

四、耳宜常凝：兩手掩耳，低頭、仰頭五至七次，頭腦清靜，袪除雜念，集中精神地聽，有利於安定神志，固護腎精。因腎開竅於耳，精能養神，集中凝聽，自能安神補腎，常做這種動作，可去頭眩耳鳴之疾。後世配合導引功法也常將此發揮為「耳宜常彈」，其法為：取坐位，將兩掌搓熱後，以手掌的掌心分別掩緊兩耳，手指並攏貼於枕部，食指疊在中指上，然後食指著力下滑彈擊枕部，發出鼓鳴的聲響，共彈擊二十至四十次，俗稱「鳴天鼓」。於每天早晚進行，可提神醒腦，聰耳助聽，對耳鳴、眩暈、失眠、頭痛、神經衰弱等病症有良好的治療作用。因為人體各條經絡都直接或間接的經過耳，使耳與臟腑關係密切，尤其與腎有密切關係。中醫學認為，腎開竅於耳，腎氣足則聽覺靈敏；又耳通於腦，腦為髓之海，髓海賴腎的精氣化生和濡養，腎虛則髓海不足，出現頭暈、耳鳴等病症，而鳴天鼓有補腎的作用，因而有助於內臟功能的恢復，對頭暈、健忘、耳鳴等均有一定的預防和治療作用。從現代醫學講，耳常彈，可促進聽神經功能，使退化的耳膜、耳咽管功能恢復，增進耳部血液循環，有助於耳鳴、耳聾的防治。

五、齒宜常叩：取坐位或臥位，全身放鬆，閉目，靜心凝神，口唇輕閉，使上下牙齒有節奏地相互輕輕叩擊。先叩臼齒三十六次，再叩門齒三十六次，使每個牙齒都相互叩擊到。可在晨起和睡前進行，亦可在夜半或早晨睡醒後取臥位進行。其功效正如《諸病源候論》所云：「雞鳴時，常叩齒三十六下，長行之，齒不蠹蟲，令人齒牢。」中醫學認為，「齒為骨之餘」。齒與筋骨、脾胃、肝腎都有密切關係，經常叩齒，可固齒、健脾、強腎。現代醫學認為，叩齒產生的衝擊波不僅能促使牙根血管擴張，加速牙齦部的血液循環，而且能改善牙部、耳部及腦部血液循環。這除對防治牙齒鬆動有作用外，還有健腦和防治耳鳴的作用。

六、口宜常閉：就是經常閉口調息，用舌尖輕輕抵住上顎，或用舌尖輕輕地舔上顎，從左向右和從右向左各舔二十至三十次。其功效是：常舔顎能產生唾液，防止口舌乾燥，增進食慾。古代養生學家稱唾液為金液、玉液、神水；中醫稱津液，認為唾液由水穀精氣化生而來，能滋潤皮膚、濡潤孔竅、滑利關節、補益腦髓，為人身之寶。又舌為心之苗，舔顎還有寧心安神、防止神經衰弱的作用。

七、津宜常嚥：將舌伸出齒外，上下左右用舌尖攪動數次，連同舔顎產生的唾液鼓漱數次，分三小口嚥下。嚥時稍用力，使汩汩有聲，同時意念誘導唾液沿任脈慢慢下降至下丹田。其功效是：滋潤咽喉，清潤腸胃，幫助消化，對咽乾喉燥、厭食、腹脹、腹痛、便秘、腸胃功能紊亂等有防治作用。中國傳統醫學認為，「腎液為唾」，腎之盛衰關係著唾液之盈虧，而唾液有滋補腎精的作用，腎精充足則能內養五臟，外潤肌膚，使皮膚細嫩而有光澤。《紅爐點雪》曰：「津既嚥下，在心化血，在肝明目，在脾養神，在肺助氣，在腎生精，自然百骸調暢，諸病不生。」由此可見，經常舔顎嚥津不僅能補益腎精，還能健五臟、潤肌膚，永葆青春。現代醫學認為，唾液可幫助消化，具有中和胃酸、修補胃黏膜、殺菌等作用。據研究，唾液中還含有大量的鈣質游離子的酵素荷爾蒙，具有抗衰老作用。如果老年人常練此功，可使唾液分泌增多，有助於防病治病，延緩衰老。

八、氣宜常提：取坐位，或取臥位或站立進行，舌尖抵住上顎，頭正直，兩眼上視，深吸氣時用意念上提肛門及會陰部，持續五秒鐘左右，再呼氣放鬆肛門，同時內收小腹，以助濁氣排出，反覆做十次。每日可進行數遍。其功效是：生陽舉陷。現代醫學認為，有意識的反覆做收縮肛門運動，可促進肛門周圍的血液循環，避免靜脈淤血，對預防痔瘡、脫肛、子宮脫垂、遺精、遺尿等均有作用。

九、心宜常靜：宜經常平靜自己的心緒，保持客觀、冷靜的態度。其功效是：寧心靜氣可使氣血平和，氣機調暢。中醫學認為，心主神明，主司人的精神、意識和思維活動，是精神活動產生的場所。即《黃帝內經》所云：「心者，五臟六腑之大主也，精神之所舍也。」平靜心緒，不急不躁，冷靜客觀地處理事務，一方面能調節經脈氣血運行，另一方面也可以通過安定精神而達到調節陰陽平衡的作用，對臨床上失眠、心悸、怔忡、多夢以及焦慮等神經衰弱病證具有較好的改善作用。

十、神宜常存：在凝神靜氣的狀態下，把意念放在體內或體外某一位置上，也可以簡單的理解為凝神靜氣，每天都留給自己靜心沉思的時間。其功效是：能養精蓄銳，保持活力。中醫學認為，神有廣義與狹義之分。廣義的神，是指整個人體生命活動的外在表現，可以說神就是生命；狹義的神，乃指人的精神、意識與思維活動。神以精氣為其活動的物質基礎，是五臟所生之外榮。一個人神氣充足就會精神飽滿，目光炯炯有神。如果神失所養就會出現一系列表現，如焦慮、恐懼、煩躁不安、突然昏倒、不省人事等。因此，要通過凝神靜氣，將紛繁複雜的事情儘量簡單化，做到靜心沉思，抱朴守一，則不但能調理氣血平衡，更可以達到以神養精、形與神俱、盡終天年的養生效果。

十一、背宜常暖：在日常生活中要注意背部保暖，避免受寒邪侵襲，尤其是氣候變冷時，應及時添加衣服，老人、兒童和體弱者，最好隨季節的變冷穿著毛或棉坎肩，即便在夏季，也應穿著汗衫或背心，避免背部直接讓風吹襲。其功效是：注意背部保暖，能預防背痛、落枕及感冒等病症。中醫學認為，背為陽中之陽，是足太陽膀胱經和督脈循行的部位。督脈總督一身之陽氣，太陽經主一身之表。風寒之邪侵襲人體，太陽經首當其衝，若背部保暖失宜，風寒之邪極易通過人體背部侵入，損傷陽氣而致病，或使舊病復發、加重，特別是患有過敏性鼻炎、慢性支氣管炎、哮喘、胃潰瘍和心血管疾病的人，背部保暖尤為重要。

十二、腹宜常摩：取仰臥位，將兩掌相互搓熱後，以左掌心按於肚臍部，右手疊放在左手背上，做順時針方向轉摩三十六次，然後再逆時針方向轉摩三十六次。轉摩用力要適度，速度宜緩慢，呼吸要自然，一般宜選擇晚上睡前或早上醒來時進行，進行前要排空小便。其功效是：有順氣消積、健脾和胃的作用。中醫認為，腹為陰，乃脾胃肝腎所居之處，也是氣血陰陽生化之源，脾胃為人體後天之本，脾主運化，胃主受納，其水穀精微能維持人體正常生理功能，脾胃又是人體氣機升降的樞紐，只有升清降濁，方能運化正常。摩腹可通和上下，分理陰陽，去舊生新，充實五臟，驅外感之諸邪，清內生之百症。現代醫學認為，摩腹可使胃腸及腹壁肌肉強健，增加消化液分泌及胃腸蠕動，促進血液循環，有利於食物的消化和吸收，從而強身健體，延年益壽。實踐證明，摩腹不僅能養生，對高血壓、冠心病、肺心病、糖尿病及腎炎等亦有輔助治療作用。

十三、胸宜常護：宜調護好胸部，避免風寒邪氣侵襲胸部。胸部是心肺等重要臟器所在的部位，心主血脈，為君主之官，肺主氣、朝百脈、主治節，為相傅之官，心與肺的關係突出表現為氣血關係，一方面心主血脈，能夠推動血液在經脈內運行不息，但心主血脈的功能要靠肺氣的資助才得以正常發揮；肺主呼吸，通過肺的呼吸，呼出體內的濁氣，吸入自然界清氣，完成體內外氣體的交換，但肺主呼吸，必須依賴於心主血脈的生理功能正常，血脈通利，則氣機調暢，呼吸才能通暢、均勻。調護胸部就是要經常地擴胸，深呼吸，經常地到空氣清新的地方散步，呼吸新鮮空氣，經常地保暖防寒，防止外邪侵襲等，如此則有利於調暢心胸氣機，維護心肺功能的正常。對於肺部疾病如慢性支氣管炎、哮喘以及冠心病、高血壓、心律失常等疾患均具有很好的康復保養作用。

十四、囊宜常裹：宜經常兩手相互搓熱後兜裹、按摩陰囊。陰囊內藏睾丸，又稱外腎，左右各一，呈微扁的橢圓形，表面光滑，是男性產生精子的地方，是男性生殖器官，也是男女性別區分的重要依據之一。外腎隨性成熟而迅速生長，至老年隨著性功能的衰退而萎縮變小。由於外腎對溫度的要求很高，陰囊就承擔了調節外腎溫度的重任。遇冷外腎的溫度過低時，陰囊皮膚收縮，阻止熱量的流失；而當外腎過熱時，陰囊皮膚就會鬆弛，散熱。但是，陰囊的溫度調節功能是有一定限度的，當溫度的變化超出了它調節的範圍時，外腎的生理功能就不可避免地受到損害，尤其是寒冷環境中，特別不利於精子的生長成熟，所以，要善待你的外腎。日常生活中，提倡穿寬鬆的褲子，保持下身的通風、乾燥，使得外腎有一個輕鬆的工作環境，從而能發揮最大的生理功能，在洗澡時或睡前雙手按摩外腎，拇指輕捏外腎順時、逆時各按摩十分鐘等，均對其保養具有一定效應。如能長期堅持，經常兜裹、按摩陰囊即可固腎強腰、培本固元，臨床上也可有效防治遺精、遺尿、陽痿、早泄等腎虛病證。

十五、言語宜簡默：宜少說話，保持矜持。心主神而肺主氣，語言聲音乃宗氣出喉嚨所致，喉乃肺系所屬，為氣息出入之要道，又為發聲出音之器官。喉下連氣道以通肺氣，肺主氣、主聲，有經脈通於喉嚨，故喉嚨的通氣和發音直接受制於肺氣、肺陰；同時語言邏輯由心所主，是心主神明、思維思考的結果。因此，若肺氣宣暢、肺陰充足、心神正常則呼吸通利，聲音洪亮，語言清晰。若肺氣耗損，則鼓動無力，可見聲音低微，懶語少言；肺陰不足，可見咽喉虛腫微痛，乾咳不利，聲音嘶啞；心神失養，則可見思維不清晰，詞不達意，語言表達含混，甚則舌謇語澀等症。故而，言語簡默既可保養宗氣，減少肺氣虛耗，斂氣生津以養喉嚨，又可養心安神，避免精氣耗散，十分有利於機體健康。自古以來，儒家就有「非禮勿言」之說，《論語．顏淵》云：「非禮勿視，非禮勿聽，非禮勿言，非禮勿動。」其實即內含有言語簡默的養生思想在內。日本寓言中也有「三勿猴子」的典故，分別叫做「見ざる」（不看）、「言ざる」（不說）、「聞ざる」（不聽），據說也是起源於中國的儒家學說，其與道家養生提倡的言語簡默，似乎大有異曲同工之妙。臨床上，言語簡默方法，對於治療咽喉腫痛、呼吸不利、咳嗽上氣以及心神焦慮、失眠等症均有較好的輔助作用。

十六、皮膚宜常乾浴：睡前以兩手搓熱後摩擦全身皮膚，先從頭頂百會穴開始，經面部、頸部、兩肩、兩臂、胸部、兩肋、腹部、腰部下至兩腿，自上而下擦遍全身。其功效是：可使氣血流暢，肌膚光澤，還有疏通經絡、祛風散寒等作用。若經常擦之，能促進全身血液循環，改善皮膚呼吸，有利於汗腺與皮脂腺的分泌，能增強皮膚的光澤和彈性，同時也能使肌膚緻密，強固屏障，增加抗病能力，有利於強壯體魄，預防感冒。

飯飽之後要緩慢行走，按摩肚腹擦拭腰背，使食物向下消化舒坦，才能坐下。過食肥甘厚膩容易得痔瘡，飯後曲背而坐，必然會導致脘腹脹滿。發怒後不要吃飯，吃完飯不要發怒。身體要經常做些力所能及的勞動，就像流動的水不會腐臭，轉動的門軸不會朽壞一樣，這是因為運動活動的緣故。任何勞作起居都不可勞累過度：長久行走會傷筋，長久站立損傷骨，長久坐著損傷肉，長久躺臥損傷氣，長久看視損傷神，長久傾聽損傷精。

食飽徐行，摩臍擦背，使食下舒，方可就坐。飽食發痔[一]，食後曲身而坐，必病中滿[二]。怒後勿食，食後勿怒。身體常欲小勞，流水不腐，戶樞不朽[三]，運動故也[四]。勿得久勞：久行傷筋[五]，久立傷骨[六]，久坐傷肉[七]，久臥傷氣[八]，久視傷神[九]，久聽傷精[十]。

[一] 飽食發痔：指過食肥甘厚膩容易患痔瘡。《黃帝內經．素問．生氣通天論》：「因而飽食，筋脈橫解，腸澼為痔。」

[二] 中滿：脘腹脹滿。明代方隅編集的《醫林繩墨．臌脹》云：「中滿之症，中氣滿悶，當胸之下，胃口之上。」

[三] 戶樞不朽：言經常轉動的門軸就不會朽壞。意思相同的句子有「流水不腐」。南朝梁陶弘景《養性延命錄》云「夫流水不腐、戶樞不朽者，以其勞動數故也。」戶樞，門的轉軸。朽，腐爛，敗壞。

[四] 運動：此處指可促進身體健康的活動。

[五] 久行傷筋：久行能使膝關節過度疲倦，而膝為筋之府，故久行傷筋。語出《黃帝內經．素問．宣明五氣篇》，意指人之久行，則肝臟疲損，肝主筋，肝傷則筋傷，故久行傷筋。

[六] 久立傷骨：久立傷腰腎，腎藏精，而精生髓，髓為骨之液，可養骨，故久立傷骨。語出《黃帝內經．素問．宣明五氣篇》。

[七] 久坐傷肉：久坐不活動，周身氣血運行緩慢，可使肌肉鬆弛無力。語出《黃帝內經．素問．宣明五氣篇》，意指人之久坐，則脾不動，不動不使，則脾傷肉傷，故久坐傷肉。

【八】久臥傷氣：久臥易使肺缺乏新鮮空氣的調節，肺的機能不強健，肺主一身之氣的功能受到損傷。語出《黃帝內經．素問．宣明五氣篇》，意指人之久臥，則肺氣出難，肺傷則氣傷，故久臥傷氣。

【九】久視傷神：即久視傷目耗血，肝血受損，心血亦虧，心主神，心血養心神，心血不足，心神失養。語出《黃帝內經．素問．宣明五氣篇》，意指人之久視，則心血虧虛，心主神志，故久視傷神。

【十】久聽傷精：久聽傷耳竅，腎藏精開竅於耳，久聽腎氣虧虛，髓海不足，腎精受傷，故久聽傷精。

【點評】

有規律的生活是健康與長壽的秘訣。飲食調養得法，可以促進年壽，故原文言「食飽徐行，摩臍擦背，使食下舒，方可就坐」，指的是飽食之後要等食物消化後才能休息。誠如唐代孫思邈在《千金翼方》中所云：「平旦點心飯訖，即自以熱手摩腹，出門庭行五、六十步，消息之。中食後，還以熱手摩腹行一二百步，緩緩行，勿令氣急，行訖，還床偃臥，四展手足勿睡，頃之氣定。」適當的戶外運動也必不可少，既可以使人心曠神怡，又可以鍛煉身體，使人體的氣血流通，以此達到防病強身、延年益壽的目的，以順應「流水不腐，戶樞不朽」的生命運動機理。

宋代蒲虔貫《保生要錄》中指出：「養生者形要少勞，無至大疲。

故水流則清，滯則濁。養生之人，欲血脈常行，如水之流，坐不欲至倦，形不欲至勞，頻行不已，然宜稍緩，即是小勞之術也。」中醫學中的「勞傷」即是指不適當的活動和過度的勞累所造成的損傷。《黃帝內經．素問．宣明五氣篇》說：「五勞所傷：久視傷血，久臥傷氣，久坐傷肉，久立傷骨，久行傷筋。」久立、久行、久視、久聽則是過勞；久臥，久坐是過逸。過勞與過逸都可影響人體而產生疾病，因此，人們既不能過於勞累，又不能過於安逸，必須勞逸適當，才能保證身體的健康。

強忍小便會影響膀胱與腎的氣化功能，導致腰膝酸冷和淋證的發生，經常隱忍大便容易得痔瘡，穿濕衣服、裹著汗衣，容易使人生瘡瘍等皮膚病。晚飯不要吃得過飽，喝酒不要到醉的程度。喝醉後不要喝冷水，飽食後不要立刻躺下。睡覺時頭不要朝向北，頭旁邊也不要安放火爐。切忌在半夜子時進行性生活，此時陽氣方生，激烈的性生活會耗損陽氣，一次性生活對陽氣的損傷勝過平時的百次。情緒波動極度憤怒的時候不要進行性生活，這樣容易得癰疽；疲勞的時候進行性生活，會虛損精氣，不易得子。觸犯性生活的各種禁忌，不但傷害父母的身體，而且生的孩子也會不健康，其脾氣性格也會不仁不孝。

忍小便膝冷成淋[一]，忍大便乃成氣痔[二]，著濕衣、汗衣，令人生瘡[三]。夜膳勿飽[四]，飲酒勿醉。醉後勿飲冷，飽餘勿便臥。頭勿向北臥，頭邊勿安火爐[五]。切忌子後行房[六]，陽方生而頓減之，一度傷於百度。大怒交合，成癰疽[七]；疲勞入房，虛損少子。觸犯陰陽禁忌[八]，不惟父母受傷，生子亦不仁不孝。

[一] 淋：淋證，症見尿頻、尿急、尿痛等。

[二] 氣痔：指因情緒因素而發之痔者。隋代巢元方等撰《諸病源候論．痔病諸候》：「氣痔，大便難而血出，肛亦出外，良久不肯入。」

[三] 瘡：即瘡瘍。指各種致病因素侵襲人體後引起的體表化膿性疾病，包括所有的腫瘍和潰瘍。其病機多為感受濕邪，蘊積化熱，熱勝肉腐，氣血凝滯，經絡阻隔等。

[四] 夜膳：即晚飯。

[五] 頭邊勿安火爐：意指頭部的溫度不宜過高，尤其是在睡眠時，應當經常保持較寒涼的狀態。唐代孫思邈《千金要方．道林養性》云：「頭邊勿安火爐，日久引火氣，頭重目赤，睛及目乾。」

[六] 子後行房：半夜子時男女進行房事活動。子，子時，指二十三點至凌晨一點。

[七] 癰疽（yōng jū）：感染毒邪，氣血壅塞不通而致的局部化膿性疾病。癰者，屬陽，六腑不和所生。疽者，屬陰，五臟不調所致。

[八] 陰陽禁忌：指男女房事禁忌。如「七損八益」之七損，《天下至道談》云：「七損：一日閉，二日泄，三日渴，四日勿，五日煩，六日絕，七日費。」

【點評】

合理的起居調攝是保健益壽的重要途徑。原文要求我們不要隱忍大小便。否則會導致淋證、氣痔的形成。馬王堆西漢古墓出土的《養生方》云：「忍大便不出，久作氣痔。」隋代巢元方等撰《諸病源候論·淋病諸候》云：「腎虛則小便數，膀胱熱則水下澀。數而且澀，則淋瀝不宜，故謂之淋。」同時睡眠時須注意不可張口，不可對火爐，頭部的溫度不宜過高，避免產生如《千金要方·道林養性》所說的「日久引火氣，頭重目赤，睛及目乾」等病證。同時注意睡覺姿勢與方位，最好注意「頭勿向北」，並按四季時節有所調整，如《尚書》載：「臥習閉口，氣不失，邪不入。」唐代孫思邈《千金方》亦云：「凡人臥，春夏向東，秋冬向西，頭勿北臥。」其中原理，主要是為了最大限度地減少外界環境，特別是地球磁場對人體的影響，提高睡眠質量。

房事養生，亦稱之為性保健，作為起居生活調攝的重要方面，對於機體身心健康的影響十分巨大。尤其對於房事禁忌，古人強調較多，如明代高濂《遵生八箋·起居安樂箋·三才避忌條·人事諸忌》曰：「大喜大怒，男女熱病未好，陰陽等疾未愈，並新產、月經未淨，俱不可交合。」皆是針對環境及身體條件不適宜等情況所提出的性事禁忌。本文提出的子後陽方生禁忌、疲勞禁忌、大怒禁忌及陰陽禁忌等也是對房事活動注意事項的提醒。總結歸納之，大致有如下情況需要引起充分注意，不可勉強行房，以免造成不良後果：

一是情志不調時不宜行房。如孫思邈《千金要方．養性．房中補益》指出：「人有所怒，血氣未定，因以交合，令人發癰疽。」宋末元初李鵬飛撰《三元參贊延壽書．慾有所忌》亦說：「恐懼中入房，陰陽偏虛，發厥自汗盜汗，積而成勞。」人的情志活動與氣血的運行密切相關，氣血的運行又影響著內臟的生理功能。憤怒、驚恐、憂思等情志不調的狀態，可致氣血運行紊亂、臟腑功能失調，若復行房事以耗精血，必會進一步損傷機體。根據現代研究，當人處於情緒不佳或精神過度緊張時，會抑制性激素的分泌，阻礙血液流向性器官，使男子陰莖不能即刻勃起，女子出現性慾低下等。同時由於心情不好，意念不能高度集中，性反應、性興奮便不易激發，也影響了性生活的質量。

二是身心勞倦時不宜行房。性生活可以說是一種全身性的活動過程，行房時內臟組織的氣血運行加速，活動量增大，需要消耗一定的體力。而長途跋涉，或負重勞作，或劇烈運動以後，體內的氣血已受到不同程度的耗損，此時卻假其餘勇，強力入房，必然更傷精氣，變生諸病。如《千金要方．養性．房中補益》說：「遠行疲乏來入房，為五勞虛損，少子。」《三元參贊延壽書．慾不可強》說：「強力入房則精耗，精耗則腎傷，腎傷則髓氣內枯，腰痛不能俯仰。」

三是飽食、醉酒後不宜行房。明朝內府御醫龔廷賢所著《壽世保元·老人》也說：「飽食過度，房室勞損，血氣流溢，滲入大腸，時便清血、腹痛，病名腸癖。」進食過量，已給脾胃造成了負擔，又復行房事，使氣血趨於周身，脾胃氣血相應減少，必然會影響消化吸收功能的正常發揮。醉酒入房是房事養生之大忌，酒可亂人情性，又易損傷內臟，酒醉入房，極易耗竭腎中精氣，貽害無窮。如《三元參贊延壽書·慾有所忌》說：「大醉入房，氣竭肝腸。丈夫則精液衰少，陰痿不起；女子則月事衰微，惡血淹留生惡瘡。」

四是病期慎行房事。患病之人，氣血不足，陰陽失調，臟腑功能衰弱，若病中行房，可損傷正氣，加重病情。如《三元參贊延壽書·慾有所忌》說：「赤目當忌房事，免患內障」，「金瘡未瘥而交會，動於血氣，令瘡敗壞。」特別是病後康復階段，更應忌房事，否則會因房勞而導致舊病復發，重者使病情惡化，危及生命，中醫謂之「女勞復」。如《千金要方·傷寒方下·勞復》指出：「病新瘥未滿百日，氣力未平復，而以房室者，略無不死。」

五是注意女性房事禁忌。女性有特殊的生理特點，即經期、孕期、產期和哺乳期。由於在這幾個時期內，機體往往呈現沖任虧虛，氣血不足，抵抗力較低下的狀態，邪氣常易乘虛而入，如不禁慾、節慾，極易產生各種疾病，嚴重影響女性的健康。故房事養生提出經期、產期百日內禁慾，而孕期、哺乳期要節慾。現代醫學認為，婦女在月經期，子宮腔內有創傷面，如果行房，會將細菌帶入陰道，引起月經失調、痛經或生殖器官發炎等疾病。孕期前三個月行房，會引起子宮收縮而出現腹痛、流血，甚至流產；後三個月行房，也易導致早產或羊膜早破。產後的婦女體質虛弱，抵抗力很差，如過早行房，可造成子宮內膜炎、崩漏、腰腹疼痛等多種病症。

臨睡時，調息嚥津[一]，叩齒，鳴天鼓[二]。先睡眼，後睡心。側曲而臥，覺直而伸[三]。晝夜起居，樂在其中矣。

[一] 嚥津：嚥口中津液。此為古代氣功術語，嚥津具有潤臟養身之功效。清代類書《淵鑒內涵．道部養生》

臨睡時調整氣息，吞嚥唾液，叩齒以集神，掩耳彈撥後腦。先閉眼，後靜心神安睡。睡覺的姿勢以側著身體蜷身而臥為宜，醒來時可儘量伸直身體。若每天都能按照上述睡臥的養生方法進行調攝，人就可能健康長壽，享盡人間睡眠的樂趣。

云：「吞津嚥液，飲食自然，身必壽。」

二　鳴天鼓：即擊探天鼓，是中國流傳已久的一種自我按摩保健方法。丘處機《頤身集》云：「兩手掩耳，即以第二指壓中指上，用第二指彈腦後兩骨做響聲，謂之鳴天鼓（可去風池邪氣）」。詳見本書卷二「耳宜常凝」點評。

三　覺（jué）：睡醒。

【點評】

人體經過一天的活動，入夜須注意調整。上床以後可作調息、嚥唾、叩齒、入靜及按摩等養生方法，可以促進睡眠。明代李中梓《頤生微論》載：「臥時坐於床，垂足解衣，閉息，舌抵上顎，目視頂門，提縮穀道（肛門），兩手摩腎腧（穴位）各一百二十，多多益善。」

此外，睡眠的姿勢以側臥為好，尤以身睡如弓，向右側臥最好。研究表明，「睡如弓」能夠恰到好處地減少地心引力對人體的作用力。由於人體的心臟多在身體左側，向右側臥可以減輕心臟承受的壓力。古人也強調睡姿以側臥為佳，元代汪汝懋撰《山居四要》載：「睡宜擧側，足宜伸舒。」宋代溫革撰《瑣碎錄》亦云：「夜臥或側或仰，一足伸屈不並，則無夢泄之患。」這樣的睡眠養生調攝法能使人延年益壽，享盡人間安睡之樂趣。

卷三

延年六字訣

「總訣」

延年六字訣功法練功時要口吐鼻吸，以兩耳聽不到氣息出入的聲響為妙。功法總訣：凡要在六字吐氣上下功夫，都要做到口吐鼻吸，兩耳聽不到氣息出入的聲響，這是延年六字訣導引功法的練功要領。如不懂得這道理，將無法很好的掌握六字要訣。臟腑經脈都要以此作為導引要訣，就如同不需要另外再進行歸經的引導訓練一樣，這是最重要的，不可以不瞭解。總訣如下：

練噓字訣，噓氣時要睜大雙眼；練呬字訣，呬氣時要雙手向上舉；練呵字訣，呵氣時要十指在頭頂部交叉；練吹字訣，吹氣時要團身環抱雙膝，頭與膝齊；練呼字訣，呼氣時嘴唇要撮口微圓；練嘻字訣，嘻氣時要平躺寧神。

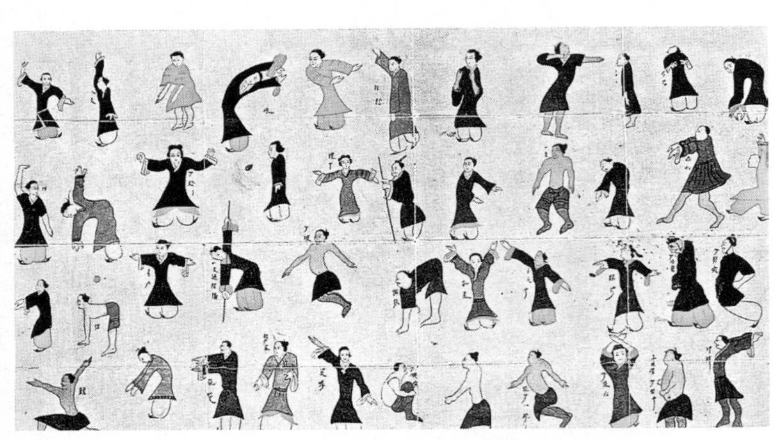

導引圖

此法，以口吐鼻吸、耳不聞聲，乃妙。總訣：此行六字工夫[一]，秘要訣也[二]。非此，六氣行不到手[三]。本經以此導之[四]，若不引經[五]，不可不知。

肝若噓時目瞪睛[六]，肺知呬氣手雙擎[七]；
心呵頂上連叉手[八]，腎吹抱取膝頭平[九]；
脾病呼時須撮口[十]，三焦客熱臥嘻寧[十一]。

[一] 六字工夫：指延年六字訣吐納導引功法。工夫，同「功夫」。

[二] 秘要：秘傳重要之義。

[三] 六氣：指六臟經脈之氣。即肝、心、脾、肺、腎、三焦經脈之氣。

[四] 本經：指本臟經脈。

[五] 引經：指引領經氣到達本經，與中藥之「引經報使」相類同。

[六] 噓（xū）：即「噓」字吐氣法。噓，五行屬木，與肝相應，具有疏泄氣機、吐濁明目的功效。

[七] 呬（sī）：即「呬」字吐氣法。呬，五行屬金，與肺相應，具有呼濁吸清、宣肺利咽的功效。

[八] 呵（hē）：即「呵」字吐氣法。呵，五行屬火，與心相應，具有通利血脈、泄出濁氣的功效。

[九] 吹（chuī）：即「吹」字吐氣法。吹，五行屬水，與腎相應，具有清泄相火、強精固本的功效。

[十] 呼（hū）：即「呼」字吐氣法。呼，五行屬土，與脾相應，具有健脾助運、升清降濁的功效。撮口：嘴唇微微向前突出，口唇撮圓，有利於氣流經撮圓的口唇呼出體外。

[十一] 客熱：客居之邪熱，指侵犯經脈的邪氣。嘻（xī）：即「嘻」字吐氣法，具有通利三焦、暢通元氣的功效。

〔點評〕

延年六字訣是一種以呼吸吐納為主要手段的動靜功法相結合的傳統健身氣功，有著悠久的歷史淵源，由於習練簡便，具有調理臟腑功能、袪邪強身的功效，在民間廣為流傳。此功法最早見於南北朝時梁代陶弘景所著《養性延命錄》。陶弘景是道教茅山派代表人物之一，同時也是著名的中醫學家。《養性延命錄．服氣療病篇》中記載：「納氣有一，吐氣有六。納氣一者，謂吸也；吐氣六者，謂吹、呼、唏、呵、噓、呬，皆出氣也……委曲治病。吹以去熱，呼以去風，唏以去煩，呵以下氣，噓以散寒，呬以解極。」同時指出：「心臟病者，體有冷熱，吹、呼二氣出之；肺臟病者，胸膈脹滿，噓氣出之；脾臟病者，體上游風習習，身癢痛悶，唏氣出之；肝臟病者，眼疼愁憂不樂，呵氣出之。」這些記載可認為是「六字訣」的起源。

唐代胡音《黃庭內景五臟六腑補泄圖》中改變了六字與五臟的配合方式，改肺「噓」為肺「呬」，改心「呼」為心「呵」，改肝「呵」為肝「噓」，改脾「唏」為脾「呼」，改腎「呬」為腎「吹」，另增膽「嘻」之法。至明代冷謙，不但將六字訣與四季養生結合，明確其六字歸經，並分別命名為「噓肝氣訣」、「呵心氣訣」、「呬肺氣訣」、「吹腎氣訣」和「嘻三焦訣」，其中還將嘻屬膽變更為三焦。同時，還另立專篇《四季卻病歌》，將六字訣確認為四季導引養生的重要功法。書中所提出的四季卻病歌：「春噓明目木扶肝，夏至呵心火自閑；秋呬定收金肺潤，腎吹惟要坎中安。三焦嘻卻除煩熱，四季常呼脾化餐；切忌出聲聞口耳，其功尤勝保神丹。」成為後世練習六字導引養生的依歸，為延年六字訣的養生應用奠定了理論基礎。

從文獻看，明代以前的六字訣不配合肢體動作，只是單純的吐納功夫。明代以後，六字訣開始有了肢體動作，將吐納與導引結合起來。明代高濂《遵生八箋》中也有《去病延年六字訣》總訣的記載：「肝若噓時目睜睛，肺知呬氣手雙擎，心呵頂上連叉手，腎吹抱取膝頭平，脾病呼時須撮嘴，三焦客熱臥嘻寧。」但其訣乃本卷內容的引用。考高濂乃明萬曆年間人，生於一五七三年，卒於一六二〇年，其《遵生八箋》刊於一五九一年。而冷謙為元末明初人，據姜紹書《無聲詩史》記載：「仙人冷謙，字起敬，武陵人，道號龍陽子。洪武初以善音律仕為太常協律郎，蓋百餘齡矣，……元中統（一二六〇—一二六三）初，與邢臺劉秉忠從沙門海雲遊，書無不讀，尤邃於《易》及邵氏《經世》，天文、地理、律曆、眾技皆能通之。」因此可以認為，將六字訣發明為養生大法，並與導引動作相結合，與五臟養生相關聯，其奠基人當屬冷謙，始見於其《修齡要旨》一書。這也可以說是最早的六字訣配合導引動作的記述，是獨立的六字訣導引功法。

關於延年六字訣的習練順序，冷謙也有發明。在陶弘景《養性延命錄》中，其六字順序原是依照五行相剋的順序加以確定的，其次序為：「以鼻引氣，口中吐氣，當令氣聲逐字，吹、呼、噓、呵、唏、呬吐之。」而在冷謙《修齡要旨》一書中，其總訣中則按照四季循環、五行相生順序確定，分別為：「春噓、夏呵、四季脾呼、秋呬、冬吹、三焦嘻。」強調了天地四時五臟陰陽的生長收藏規律，確立了四時養生的導引原則，為後世健身氣功習練提供了理論指導。

六字的讀音分形，明清以前因無拼音注音，多用直呼法或反切方法認讀，因此字不統一，出現了諸多同音不同字現象。依據有關專家組研究確認，六字發音應結合五行學說，特別是清代江永所撰《河絡精蘊》有關於「喉音為土，舌音為火，牙音為木，鼻音讀金，唇音讀水」的記載，分別確認為噓讀，呵讀，呼讀，吹讀，嘻讀，其口形要求則是在吐字時發聲口形的著力點要自然隨和，以保證發音的準確性和內臟的和諧共振，而總的要求是「吐氣不出聲」，即原文所強調的：「口吐鼻吸，耳不聞聲，乃妙。」具體的吐字口形氣息要求分別詳見本條文後六字訣點評部分，可體會參考。

延年六字訣提出了有關導引動作的配合，據考證乃源自於明代以後，明代以前如晉唐記載的六字訣沒有導引動作的配合，而本書以及高濂《遵生八箋》、胡文煥《類修要訣》等則已明確將六字訣與導引動作相配合。

原文提出「肝若噓時目睜睛」等動作要求，說明延年六字訣中噓字訣動作要領在眼睛圓睜，呼字訣動作要領重在撮口平呼，而呬、呵字訣動作要領在雙手，吹字訣則強調手與頭並用，強調了動作的行緩圓活、連綿不斷，同時配合五臟的季節臟腑特性開展練習，為後世健身氣功的運動起到了示範作用。

延年六字訣通過特定口形來調節體內氣息的升降出入，形成分別與人體肝、心、脾、肺、腎五臟和三焦相對應的噓、呵、呼、呬、吹、嘻六種字訣的吐氣發聲方法，注重在呼吸吐納的同時配合導引動作以達到內調臟腑、外練筋骨，從而實現體內陰陽平衡、氣機條達、血脈通利。本功法吐氣發聲勻細綿長，導引動作行緩圓活，如行雲流水，婉轉連綿，動靜結合，養練相兼，既練形又養氣，既葆精又養神，簡單實用，安全有效，因此，是適合大眾習練的導引功法的傑出代表。國家體育總局健身氣功管理中心曾組織整理、編寫有《六字訣》功法，可以作為習練參考。

「吹腎氣訣」

腎在五行中屬水，大致位於臍下一寸三分，腎臟有病時會身體羸弱，面色暗淡黧黑，還可有出現眉毛皺蹙脫落、耳鳴等症狀，治療腎病應施吹字腎氣導引功法，病邪就會很快被祛除。

腎爲水病主生門[一]，有病尪羸氣色昏[二]；
眉蹙耳鳴兼黑瘦[三]，吹之邪妄立逃奔[四]。

[一] 水病：腎五行屬水，故水病即腎病。生門：即下丹田，位於腎臍之間。

[二] 尪羸（wāng léi）：亦作「尫羸」，瘦弱虛羸之意。《抱朴子》：「唯餘尪羸，不堪他勞。」昏：指面色枯槁，昏暗無華。按腎主黑，腎病面色多表現為灰暗黧黑，缺少光澤。

[三] 眉蹙（cù）：眉毛皺蹙脫落。蹙，收縮。

[四] 吹：指吹腎氣訣。下文「呵、呼、噓、唏、呬」義同。邪妄：即病邪。

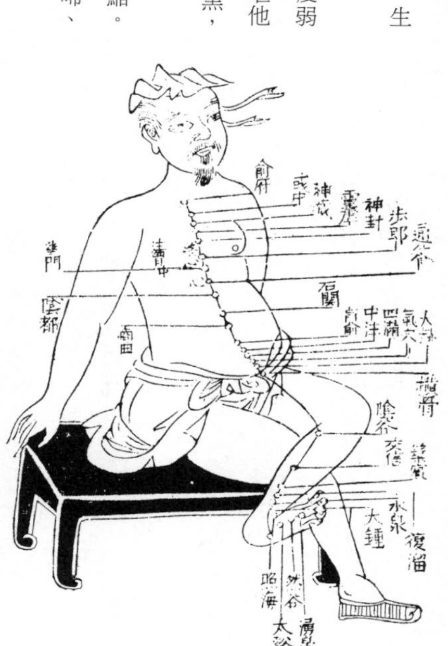

三才圖會 · 腎經諸穴圖

【點評】

中醫認為腎主水，藏精，主納氣，為元陰、元陽之本。腎臟受病精失所藏，元真虧虛而致身體羸弱；腎開竅於耳，其華在髮，腎精虧虛可出現耳鳴、耳聾、眉毛皺蹙、頭髮脱落等症狀；此外腎對應的五色主黑，故腎臟受病還會出現面色黯淡、黧黑等病容。元陽不振，推動溫煦乏力，神失所養，也會加重神倦畏寒的表現，適宜習練吹腎氣訣以補腎填精，培元固本。

習練吹字訣對應的是運行腎經之氣，練功時需遵循總訣中所提及的要領，配合團身環抱雙膝的動作發吹字音。吹字音之力在唇的中央部，舌體和嘴角後引，槽牙相對，兩唇向兩側拉開收緊，在前面形成狹隙，使氣息從喉中出，經舌兩邊繞舌下，經唇間狹隙緩緩而出，注意發聲平穩圓滑，經常習練可以有助於清泄相火，強精固本，保養腎臟。動作圖示可見本書卷一「冬三月」。

「呵心氣訣」

心火上炎，擾亂神明所致的煩躁，應立即修煉呵字心氣導引功，此功法非常神效，勝過其他所有治法；如咽喉腫痛、口舌生瘡引起的紅腫熱痛等症，依法習練也能很快取得療效。

心源煩燥急須呵[一]，此法通神更莫過；
喉內口瘡並熱痛[二]，依之目下便安和[三]。

[一] 心源煩燥：意思為心火上擾、心神失養所致的煩躁不安等症。煩燥，同「煩躁」。

[二] 口瘡並熱痛：指咽喉口腔瘡瘍所致的紅腫熱痛。

[三] 依之：依法習練。目下：副詞，立即，馬上之意。

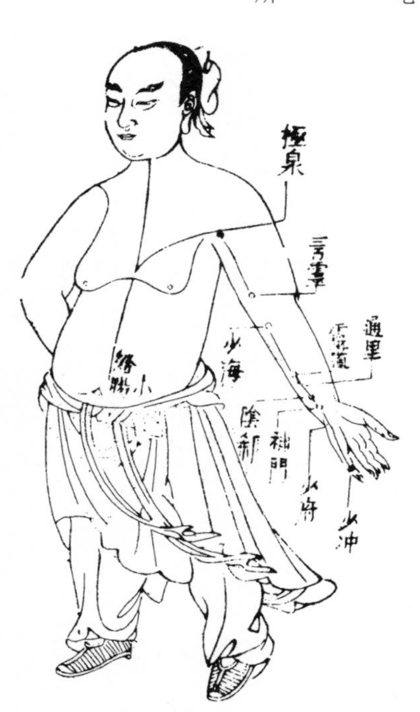

三才圖會·心經諸穴圖

【點評】

中醫認為心主火，心藏神，心火上炎擾亂神明，會出現煩躁、譫妄等心神疾病；心開竅於舌，火熱之邪上炎，腐肉敗血還可出現咽喉腫痛、口舌生瘡等症，都可以通過習練呵心氣訣而取得很好的治療效果。

此法對應的是運行心經之氣，練功時需遵循總訣中所提及的要領，配合雙手上舉，手指互相交叉，掌心朝下的動作發「呵」字音。呵字音源於舌根，舌體微上拱，舌邊輕貼上牙槽，注意氣息從舌上與上顎之間緩緩而出，口舌自然張開，發聲平穩圓潤，「呵」字訣與心相應，口吐「呵」字具有泄出心之濁氣、調理心臟的功能，促使心火下降，並安定神志之功效，經常習練可以有助於保養心臟。

「噓肝氣訣」

肝腎同居下焦，乙癸同源；肝木生心火，肝藏血以濟心，肝臟與腎臟、心臟在生理功能上關係密切。肝主酸味，心主辛味，肝臟有疾病時飲食五味上就表現為喜食酸辛味；肝火上炎，肝經風熱，又有目赤多淚等症狀，應該儘快習練噓肝氣訣，就可以很快祛除疾病，取得很好療效。

肝主龍塗位號心[一]，病來還覺好酸辛[二]；眼中赤色兼多淚[三]，噓之立去病如神[四]。

[一] 肝主龍塗位號心：指肝腎同居下焦，肝藏血以濟心的生理關係。龍塗，即龍行之途。肝居左而陽升，是腎陽發動運行之途。龍，指腎。

[二] 酸辛：喜食酸辛味，因心主辛味，肝主酸味，患肝病者口味喜食酸辛味的食物。

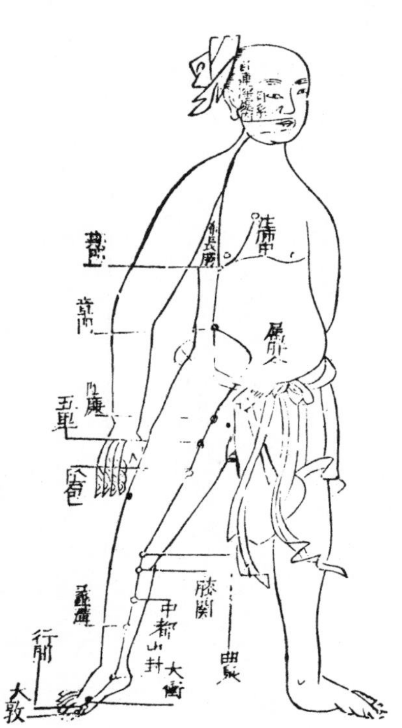

三才圖會‧肝經諸穴圖

三 眼中赤色：指目赤面紅，為肝火上炎之證。

四 立去病如神：病患除去，效驗如神。

〔點評〕

中醫認為肝主酸味，故肝臟受病可出現喜食酸味；肝開竅於目，肝經風熱上炎會出現目赤多淚、目痛、目眩等症狀。同時肝體陰而用陽，肝屬木，肝木能生心火，肝又藏血以濟心，能協助心主血脈，主神明功能，兩者生理上具有密切關係。肝臟有病應儘早習練噓肝氣訣，以平肝抑木，清心明目。

練噓肝氣訣對應的是運行肝經之氣，練功時需遵循總訣中所提及的要領，配合睜大雙眼、極目遠眺的動作，發「噓」字音。發音時自覺上下門齒用力，兩唇微微開啟，嘴角緊縮後引，槽牙上下平對，中留縫隙，槽牙與舌邊留有空隙，使氣息從槽牙間、舌兩邊的空隙中經過，緩緩而出，這一功法具有泄出肝之濁氣、疏肝理氣、暢調氣機，並有升發肝氣，調和氣血，清火明目的功效，只要勤加練習就有助於肝臟的保養。動作圖示可見本書卷一「春三月」。

「呬肺氣訣」

呬字導引功法適用於反覆咳嗽痰涎的病證，以及胸膈煩悶、脹滿痰多等上焦肺系疾病；如果肺臟生病時應立刻行呬肺氣訣，運功不多久就會立感舒適泰然，病情恢復如初。

呬呬數多作生涎[一]，胸膈煩滿上焦痰[二]；
若有肺病急須呬，用之目下自安然[三]。

[一] 呬呬（sī）：即呬字連綿、延長呼氣之意。數（shuò）多作生涎：反覆經常咳出痰涎。數，指反覆之意。多，指多次。涎，即痰涎。

[二] 煩滿：煩躁脹悶。滿，通「懣」，悶也。上焦：人體部位名，三焦之一。上焦從咽喉至胸膈部分。《黃帝內經．靈樞．營衛生會》：「上焦出於胃上口，並咽以上，貫膈而布胸中。」其

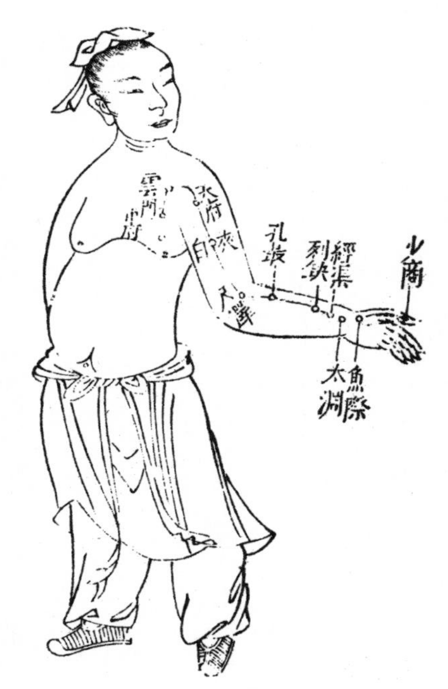

三才圖會．肺經諸穴圖

主要功能是敷布水穀精氣至全身，以溫養肌膚、骨節，通調腠理。

[三] 目下自安然：眼前立即取得療效，病情恢復如初。目下，眼下，眼前。安然，安泰自然。

「點評」

中醫認為肺主氣，司呼吸，位於上焦。肺臟受病可因其宣發肅降功能失調，氣機不利而出現上焦胸膈煩悶、脹滿等症狀。此外肺為水之上源，具有通調水道的功能，若氣機運行不暢則致水津輸布失調，水津停滯上焦凝聚則化為痰飲，此時應習練呬肺氣訣以宣肺利氣，降逆化痰。

呬肺氣訣運行肺經之氣，練功時需遵循總訣中所提及的要領，配合雙手上舉、掌指相對的動作連發呬字音。呬字音之力源於齒，兩唇微微開啟，嘴角向後拉，上下門牙對齊、放鬆，中留狹縫，舌頂下齒後，使氣息從齒間扁平送出，呬字訣與肺相應，其功法具有泄出肺之濁氣、鍛煉肺的呼吸功能，降逆平喘，止咳化痰等功效，能調和肺臟宣發肅降功能，堅持習練有助於保養肺臟。動作圖示可見本書卷一「秋三月」。

「呼脾氣訣」

脾五行屬土，五音為宮，主運化水穀，與稱為「太倉」的胃關係密切，痰飲病變如能行呼字導引功法，其療效能勝過藥物治療；另外如泄瀉、痢疾、腸鳴、嘔吐等脾胃疾患，也要立刻施行呼字導引功法，這樣就可免受疾病的禍害。

脾宮屬土號太倉[一]，痰病行之勝藥方[二]；
瀉痢腸鳴並吐水[三]，急調呼字免成殃。

[一] 宮：五音之一，五行屬土，五臟屬脾，乃五音之首，相當於「do」音。太倉：原指京城中的大糧倉。胃主受納腐熟水穀，如同糧倉儲糧。脾主運化，胃受納腐熟，共同完成飲食物消化功能，故曰「太倉」，也叫作「倉廩之本」。

[二] 痰病：中醫將痰分為廣義和狹義兩大類。狹義的痰，一般是指呼吸系統的分泌物，可吐出，故狹義的痰又稱外

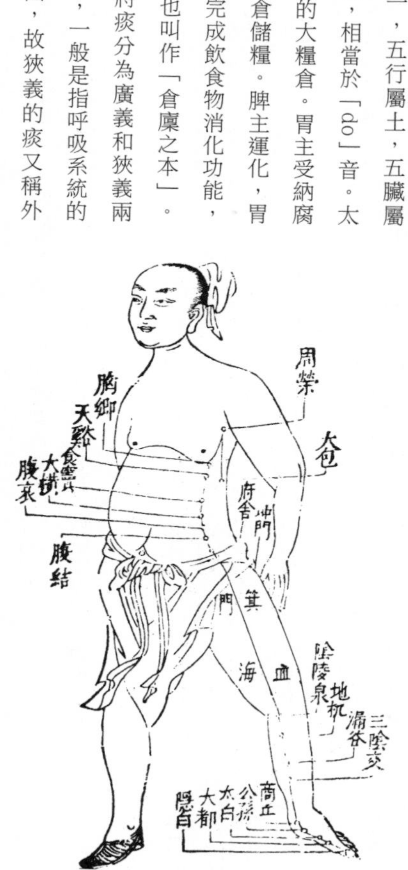

三才圖會·脾經諸穴圖

痰。廣義的痰指內痰，內痰的形成主要是機體內的體液在致病因素的影響下，失去了正常的運行途徑和規律，逐步停蓄凝結成為一種黏稠狀的、有害的液體。這種液體一般不咯出，而留伏在體內產生病變。

三 瀉痢腸鳴並吐水：指泄瀉、痢疾、腸鳴和嘔吐。

【點評】

中醫認為脾居中焦，主運化水穀與水液，其中，主運化水濕功能失調可出現水濕停滯中焦脾胃的痰飲病，故有「脾為生痰之源」一說。又因脾主升清，胃主降濁，脾胃升降正常，能保證水穀精微清氣上升，而水穀糟粕濁氣下降。如脾失健運，升降失司，就會出現《黃帝內經．素問．陰陽應象大論》所說的「清氣在下，則生飧泄；濁氣在上，則生脹」的病理變化，臨床上多見腸鳴、嘔吐、泄瀉、痢疾等病證。

防治脾臟病變應該習練呼脾氣訣（呼字導引功法），其所對應的是運行脾經之氣，練功時需遵循總訣中所提的要領，配合嘴唇要微微向前突的動作發「呼」字音，呼字音之力源自於喉，舌體下沉，口唇撮圓，正對咽喉，氣息要從喉出後，經口腔中部與撮圓的口唇緩緩而出。呼字訣與脾臟相應。口吐「呼」字具有泄出脾胃之濁氣、升清降濁、健脾和胃、止嘔止瀉的作用，長久練習有助於後天之本的鞏固，可以保養脾臟，防治脾胃病。動作圖示可參見本書卷一「脾藏意」。

「嘻三焦訣」[一]

三焦有病應該立刻行嘻字導引功，這是古代高明的醫生所強調治療三焦疾病最好的方法。三焦氣機運行通暢，水液通行順暢就會有助於治療濕困脾土的疾患，這是調理中焦脾胃氣機樞紐的最好方法。

三焦有病急須嘻，古聖留言最上醫[二]；
若或通行土壅塞[三]，不因此法又何知？

[一] 三焦：是上焦、中焦和下焦的合稱，即將軀幹劃分為三個部位，橫膈以上為上焦，包括心、肺；橫膈以下至臍為中焦，包括脾、胃、肝、膽等內臟；臍以下為下焦，包括腎、大腸、小腸、膀胱。其生理功能主要是通行元氣、運行水液。

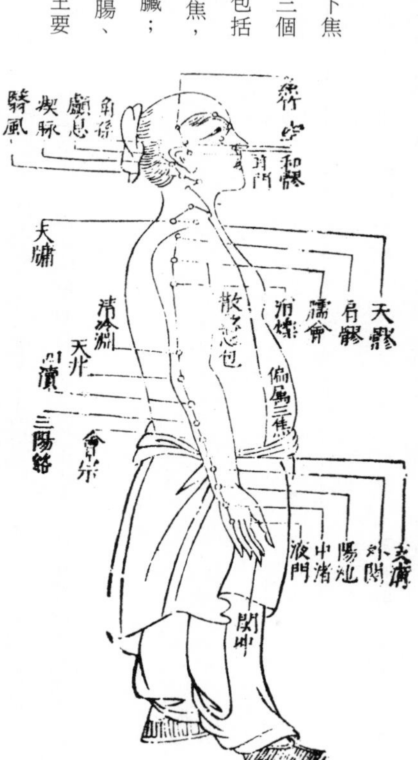

三才圖會· 三焦諸穴圖

〔二〕上醫：高明的醫生。

〔三〕土壅塞：指濕邪困脾。因脾居中焦，通上達下，為氣機運行樞紐，三焦不利多因脾土壅塞不能轉運之故。土，指脾土。

〔點評〕

中醫認為三焦是通行元氣以及運化水液的通道，其氣機運行直接關係到水濕運化。若三焦氣機不暢，上、中、下水道不利就會出現濕邪困阻中焦脾胃之證，出現肢體困重、納呆、舌膩、脈濡等，這也是由脾位居中焦，為氣機升降樞紐的重要作用所決定。通利三焦水道，暢通中焦氣化，應該儘早習練嘻三焦訣而取得養生治病的效果。

習練嘻三焦訣對應的是運行三焦經之氣，練功時需遵循總訣中所提及的要領，配合躺下身體、寧神靜氣的動作，發「嘻」字音。嘻字音之力源在口腔上顎，兩唇微微張開，門牙似扣，嘴角放鬆後引，槽牙上下平對輕輕咬合，整個口腔氣息壓扁，使氣息從槽牙邊的空隙中經過並緩緩而出。中醫認為，「嘻」字訣與少陽三焦之氣相應，口吐「嘻」字有疏通少陽經脈、調和全身氣機、促進脾胃升降的作用，經常習練可以有助於治療三焦疾病。

卷四

四季卻病歌

「四季卻病歌」

春季行噓字導引功可補肝明目；夏季行呵字導引功可養心安神；秋季行呬字導引功可滋潤肺金；冬季行吹字導引功可使腎臟安定；四時行嘻字導引功可祛除三焦煩熱病症；四季末行呼字導引功可助脾運化。習練此導引功時以口吐鼻吸，兩耳聽不到聲響為妙，其保健養生的功效將遠勝於服食藥物。

春噓明目木扶肝[一]，夏至呵心火自閑[二]；
秋呬定收金肺潤[三]，腎吹惟要坎中安[四]。
三焦嘻卻除煩熱[五]，四季長呼脾化餐[六]；
切忌出聲聞口耳[七]，其功尤勝保神丹[八]。

[一] 噓（xū）：即「噓」字吐氣法。注見本書卷三「延年六字訣」，下文「呵、呬、吹、嘻、咱」同。扶肝：即補肝。指噓字訣導引功法，有補肝養肝功效。

[二] 火自閑：指心臟功能正常運行。火，五行之一，五臟應心。

[三] 金肺潤：指養肺、補肺、潤肺。金，五行之一，五臟應肺。

[四] 坎中安：指腎臟功能正常。坎，卦名，坎卦正象為水。《易經．說卦傳》注「坎者，水也」。此處取腎五行屬水之義。

五 煩熱：指發熱同時又有心煩，或煩躁而有悶熱的感覺。

六 化餐：指消化飲食。

七 切忌出聲聞口耳：六字訣練習要領，指吐氣之時，須口吐鼻吸，耳不聞聲。

八 保神丹：方劑名稱，出自宋代官修方書《太平聖惠方》，具有鎮心安神之功效。此處引申為藥物治病方法。

【點評】

此卷所論實為本書卷三「延年六字訣」在四季養生中的具體運用。「六字訣」在古代養生理論和實踐中一直佔據著重要的地位。南朝梁陶弘景撰《養性延命錄．服氣療病篇》中言：「納氣有一，吐氣有六。納氣一者，謂吸也；吐氣六者，謂吹、呼、唏、呵、噓、呬，皆出氣也。……吹以去熱，呼以去風，唏以去煩，呵以下氣，噓以散寒，呬以解極。」指的是納氣只有一種，就是吸氣；吐氣則有六種，即吹、呼、唏、呵、噓、呬。吹可以去熱，呼可以去風，唏可以去煩，呵可以行氣，噓可以散寒，呬則可以解除體內虧損。《養性延命錄．服氣療病篇》主要論述六字訣的四季祛病功用及其功法練習要領。宋代陳直的《養老奉親書》云：「春季，肝氣之盛者，調噓氣以利之。順之則安，逆之則少陽不生，肝氣內變。夏季，心氣盛者，調呵氣以疏之。順之則安，逆之則太陽不長，心氣內洞。秋季，肺氣盛者，調呬氣以泄之。順之則安，逆之則太陰不收，肺氣焦滿。冬季，腎氣盛者，調吹氣以平之。順之則安，逆之則少陰不藏，腎之水獨沉。」指的是六字訣與四季配伍需對應，以增強習練的功效。這樣才能較好地調理氣息，祛除疾病，促進身體早日康復。故在不同的季節練習其所主的某一字訣導引功，可以增強功效，體現中醫因時制宜的特點。

除此之外，六字訣「噓、呵、呼、呬、吹、嘻」，分別與肝、心、脾、肺、腎、三焦等臟腑經絡相應。明代胡文煥《養生導引法．二十七．老人門》言：「蓋肝為相火，有瀉無補；腎為真水，有補無瀉也。肝噓：主嗌（咽喉）乾，面塵，眼眵赤多淚疼痛，脅下痛，小便黃赤色或澀。心呵：主煩躁，喉瘡熱腫，多汗，掌中熱，咽乾渴。脾呼：主熱痰涎，目黃，喉痹，鼻衄，口乾舌痛，身重腹脹。肺呬：主喘咳，煩渴，胸膈煩悶，有痰，掌中熱，風汗出。腎吹：主有疾尪羸，面黑，口乾，耳鳴，咽嗌腫，股內疼痛，足下熱痛。三焦嘻：主頰痛，喉痹，耳閉渾渾然。以上主治六經本病之邪也。」指的是六字訣與五臟調理需對應，以增強習練功效。這樣才能較好地調理氣息，祛除疾病，促進身體早日康復。除此之外，在實際的練習中不要太拘泥所主時節的限制，要靈活運用，可以根據疾病，有針對性地練習一個或幾個字訣的導引功，例如練習「呵」字法可合練「吹」字法以補腎水，心腎既濟，陰陽平衡，可以祛病延年。也可以按照一定的順序完成一整套六字訣導引功。

卷五

長生一十六字訣

「長生一十六字訣」

一吸便提，氣氣歸臍；一提便嚥，水火相見。以上這十六個字，就是養生氣功家所說的十六錠金，是一種最簡單易行的健身導引功法。可在各種場合下進行習練，不必區分職業類型，凡做官從政的人不妨礙處理政事，在家中的人不妨礙做事，讀書人不耽誤做學問，做買賣的人也不耽誤做生意，選擇一天中任何稍許空閑的時間，無論是行住坐臥的姿勢均可以練功，只要意念所及，就可以開展練功。

一吸便提，氣氣歸臍；一提便嚥，水火相見。右十六字[一]，仙家名曰十六錠金[二]，乃至簡至易之妙訣也。無分於在官不妨政事，在俗不妨家務，在士商不妨本業，只於二六時中[三]，略得空閑，及行住坐臥，意一到處[四]，便可行之。

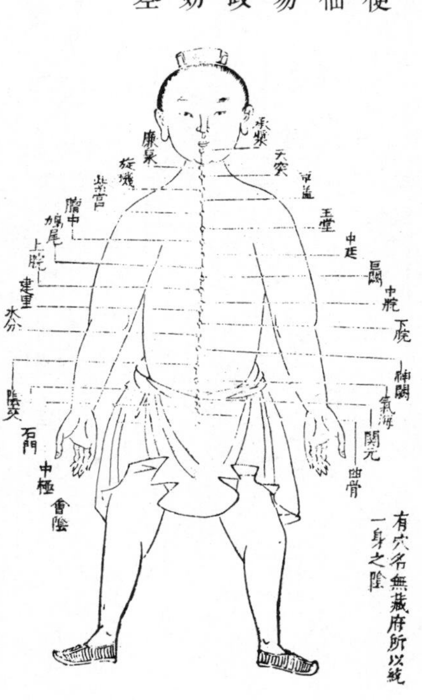

三才圖會 · 任脈諸穴圖

一 右十六字：指以上十六字。因古人書寫，從右至左。

二 錠（ding）：量詞，計量金、銀等金屬的單位，即大鑄塊。

三 二六時：舊時以地支分一晝夜為十二時辰，故二六時是全天的意思。

四 意：意念。

【點評】

長生一十六字訣是道家養生的代表性功法之一，本書最早記載此功法，並譽它為至簡至易之妙訣。其後明朝周履靖所編著的《赤鳳髓》、明代高濂所撰《遵生八箋》、流傳於苗族中的《養生秘錄》、明代趙台鼎所輯的《脈望》、近代席裕康所輯的《內外功圖說輯要》等著作都曾載錄此套功法，可見其影響深遠。

長生一十六字訣的基本內容為「一吸便提，氣氣歸臍；一提便嚥，水火相見」十六字，歸納起來就是腹式呼吸，吸入自然清氣，然後意與氣合，下納於臍下丹田，同時嚥津液，提縮肛門，嚥提相合，達到益精固元、氣旺神足的養生目的。長生一十六字訣功法的特點是簡單易行，安全有效，隨處可練，不受職業、時間、地點等多種因素的影響，只要有心堅持，不論行住坐臥均可隨時隨地開展練功，長久堅持即可取得養生保健的功效。

口中漱津三至五次，舌在口中攪動，接著以舌抵上顎，直至滿口津生，發出汩汩的聲音，連津嚥下。吞嚥津液的同時，鼻吸清氣一口，用意念凝神屏息將津液運送至腹臍下一寸三分丹田元海之中，稍許停頓一下，這就是所謂的一吸。隨後下部如忍大小便狀，輕輕地提肛，收縮肛門，以意念之真氣提肛，並將真氣歸於臍下丹田中，然後真氣從丹田出，沿夾脊雙關、腎門等部位循督脈直上，送至後項的玉枕穴，透入腦海內。所提之真氣上升至丹田再透入大腦時，呼出體內濁氣，但不能讓真氣由腦出於體外，而要使真氣在周身循環往復，這就是所謂的一呼。一呼一吸稱之為一息。意念之真氣伴隨著提肛動作而上升，如前所述一樣歸於丹田，而後沿督脈循行之處上行至腦海中，同時漱津汩然嚥下。與此同時，鼻吸清氣，用意念之真氣將津液運送至丹田稍存一下，接著下部以意念之真氣輕輕地提肛，真氣上升歸於臍下丹田後沿督脈循行部位直上。這就是「氣氣歸臍，壽與天齊。」即是說如能按此法將真氣提至丹田，循行周天，長期修煉就可以長壽。

凡是嚥下動作，口中有津液則越發微妙，無津也要汩然作聲嚥下。就這樣一嚥津一提肛，或者練三至五次，或者練七至九次，時間允許也可以練個十二次，二十四次。想練就練，想停就停，只要不忘記把它作為一件正事，每天堅持練，就會有所成效。如有氣血不和、經絡閉阻的中風、風癱、肢體活動不利之癥者，練習此功，見效尤為迅速。

口中先須嗽津三五次[一]，舌攪上下顎，仍以舌抵上顎，滿口津生，連津嚥下，汩然有聲[二]。隨於鼻中吸清氣一口，以意會及心目，寂地直送至腹臍下一寸三分丹田元海之中[三]，略存一存，謂之一吸。隨用下部輕輕如忍便狀，以意力提起，使歸臍，連及夾脊雙關、腎門一路提上[四]，直至後頂玉枕關[五]，透入泥丸頂內[六]，其升而上之，亦不覺氣之上出，謂之一呼。一呼一吸，謂之一息。炁既上升[七]，隨又似前，汩然有聲嚥下。鼻吸清氣，送至丹田稍存一存，又自下部，如前輕輕提上，與臍相接而上。所謂氣氣歸臍[八]，壽與天齊矣。

凡嚥下，口中有液愈妙，無液亦要汩然有聲

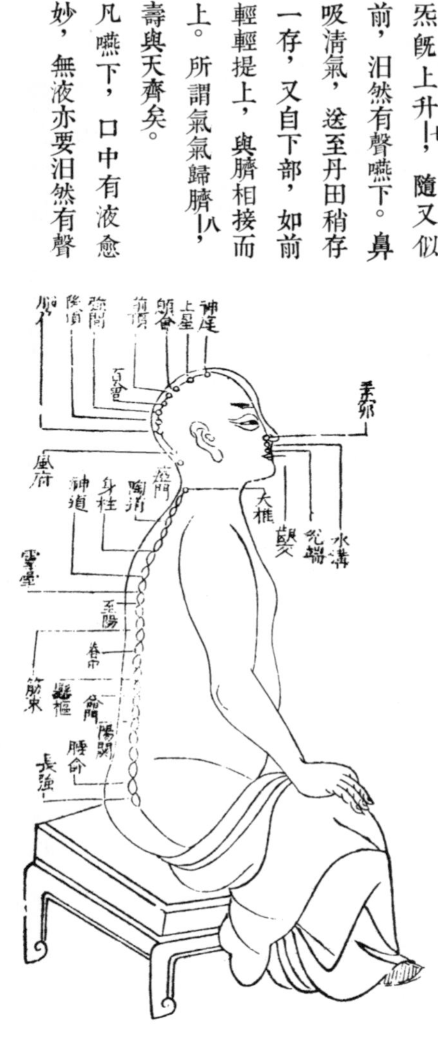

三才圖會·督脈諸穴圖

嚥之。如是一嚥一提，或三五口，或七九、或十二、或二十四口。要行即行，要止即止，只要不忘作爲正事，不使間斷，方爲精進。如有瘋疾[九]，見效尤速。

[一] 嗽津：氣功學術語。又稱嗽玉津、攪海。即以舌頭在口中攪嗽，促進唾液分泌和內分泌功能。《醫心方》：「口為華池，中有醴泉，嗽而嚥之，溉潤臟身，流利百脈，化養萬神。」

[二] 汩（gǔ）然：擬聲詞，如水流的聲音。

[三] 丹田：此為練功家在修煉氣功時意守的一個部位。道家認為它是人體精氣神貯存之處，也是人體生命之機樞，其具體部位，歷代練功家説法不一。本書中的丹田都指下丹田，位於臍與腎之間，因為是精氣神積聚的地方，又稱元海。明代高濂《遵生八箋》引《心書》曰：「下丹田者，又名玄關，前對臍，後對腎，居臍腎中間，其連如環，廣一寸三分，周圍有人竅。」

[四] 夾脊：又稱雙關、轆轤關。平臥，屈肘，兩肘尖相連背部正中處，大致位於第五、第六胸椎間。腎門：中醫學有「左腎右命門」之説。老子曾指出「玄牝之門，是謂天地之根」。左玄腎門主要指腎俞穴的位置，第二腰椎棘突下，旁開一點五寸，與腎水相應。右牝命門主要指命門穴的位置，後正中線，第二腰椎棘突下凹陷中，與命門之火相應。

[五] 玉枕：即後腦顱骨與頸椎相接著枕處。

[六] 泥丸：即頭腦，道教語，道家以人體為小天地，各部分皆賦以神名，稱腦神為精根，字泥丸。

[七] 炁：音義同「氣」，是中國哲學、道教和中醫學中常見的概念，一種形而上的神秘能量，不同於「氣」。「炁」乃先天之氣，「氣」乃後天之氣。在中醫學中，指構成人體及維持生命活動的最基本能量。

[八] 氣氣歸臍：指上氣（清氣）與下氣（真氣）會合於臍下丹田部位，培育真元，固本強身。

[九] 瘋疾：指風癱、肢體活動不利之癥。

〔點評〕

此功法即是長生十六字訣的具體功法，屬道家周天功的範疇，但在原周天功的基礎上又有所創新，突出表現為結合了提肛運動，強調嚥津液、固本元，並呼吸吐納與嚥津吞液同步協調進行。練功的具體做法可按如下步驟進行：

一、凝神靜氣，口中漱津三至五次，舌在口中攪動，接著以舌抵上顎，直至滿口津生，發出汩汩聲，連津嚥下。吞嚥唾液的同時，鼻吸清氣一口，用意念之真氣將所吸之清氣連同津液運送至腹臍下一寸三分丹田元海之中。

二、吸氣的同時，提縮肛門，意想意念之真氣從會陰處提至腹臍下丹田中，使上氣（清氣）和下氣（真氣）在丹田會合，並略在丹田存一存（閉息片刻）。

三、然後呼出體內濁氣，鬆肛，與此同時用意想意念之真氣從丹田導出，沿夾脊雙關、腎門等部位循行直上，至後項的玉枕穴，透入腦海內。

四、漱津嚥下，吸入清氣的同時，用已升入腦海中的真氣將津液引入臍下丹田中，清氣與真氣再次會合於丹田中略存一下（閉息片刻）。練功時可重複數遍，使真氣在體內沿任、督二脈環運行不止而達到最大的功效。對於培補真元，固本強身具有較好效應，對於氣血不和、經絡閉阻的中風、風癱、肢體活動不利諸證也有較好的康復效果。

長期修煉此功法即可以卻病延年，容顏不老，不易生病，不飢不渴，健康長壽，永葆青春。練功一年，可以杜絕患感冒、腹脹痞滿、氣機上逆、血瘀和癰腫瘡瘍等疾患。還可以聰耳明目，增強記憶力，老毛病也會痊愈，也就有可能健康長壽。如果在性生活中，將要射精時也能這樣提肛、呼氣、噝津、吸氣，使意念之真氣運行於體內，歸於臍下丹田元海之中，控制射精，不隨意泄出精液，也會很有好處。這就是所謂掌握天地造化，把握宇宙萬物，天人合一，妙處不可勝言。

久久行之，卻病延年，形體變[一]，百疾不作，自然不飢不渴，安健勝常。行之一年，永絕感冒、痞積、逆滯不和、癰疽瘡毒等疾。耳目聰明，心力強記，宿疾俱瘳[二]，長生可望。如親房事，欲泄未泄之時，亦能以此提呼噝吸，運而使之歸於元海，把牢春汛，不放龍飛[三]，甚有益處。所謂造化吾手，宇宙吾心，妙莫能述。

〔一〕形體變：形體變為壯實健康，容顏光澤。
〔二〕瘳（chōu）：指痊癒的意思。
〔三〕把牢春汛，不放龍飛：控制射精，不使精液外泄。

〔點評〕

本節主要論述長生一十六字訣功法的功效。因其功法要領在於呼吸清氣的同時，配合嚥津吞液動作，將清氣直貫丹田，並運行真氣配合提肛運動，使清氣與真氣在丹田部位歸真化元，激發腎中精氣，增強機體元氣，養神益智，增強體質，提高抗病能力，防止疾病發生，因此具有很強的養生保健功效。文中提示指出，如能久久習練此種功法，既可以增強體質，卻病延年，使百疾不作，永絕感冒、痞積、逆滯不和、癰疽瘡毒等疾病；還可以耳目聰明，心力強記，促進疾病康復，達到健康長壽；更可以增加性功能，「把牢春汛，不放龍飛」，體驗陰陽造化的無限快感，是養生保健的重要功法。現代研究也證明，吸氣時在意念的指揮下，使氣深沉於下丹田，可使自然清氣在體內運行的距離增長，提高機體細胞對氧氣的利用率，更好地滿足血液對氣體交換的需要，供給人體組織的營養需要。而提肛運動能夠加強肛門括約肌的收縮功能，促進肛周及陰部的靜脈血液回流，對治療和改善痔瘡、便秘、腹瀉、尿頻、尿不禁、子宮下垂、性功能障礙等病症具有一定的輔助作用。

卷六

十六段錦

「十六段錦一」

莊子說：「吹噓呼吸的動作，吐出濁氣，吸入清氣，模仿熊攀援引體、鳥伸腳的動作，只是為了延年益壽罷了。這就是導引的方法，保養身形的秘訣，也是彭祖能夠長壽的原因。」養生練功的人所談及的導引法不下數百種，這其中有好的精華，也有虛假的糟粕。選擇其中精要恰當、切合運用的十六式進行歸納，養生修煉的功法大約也就完備了。

凡是進行導引，常常是在夜半以及早晨睡醒時習練，此時天地之氣清新，人

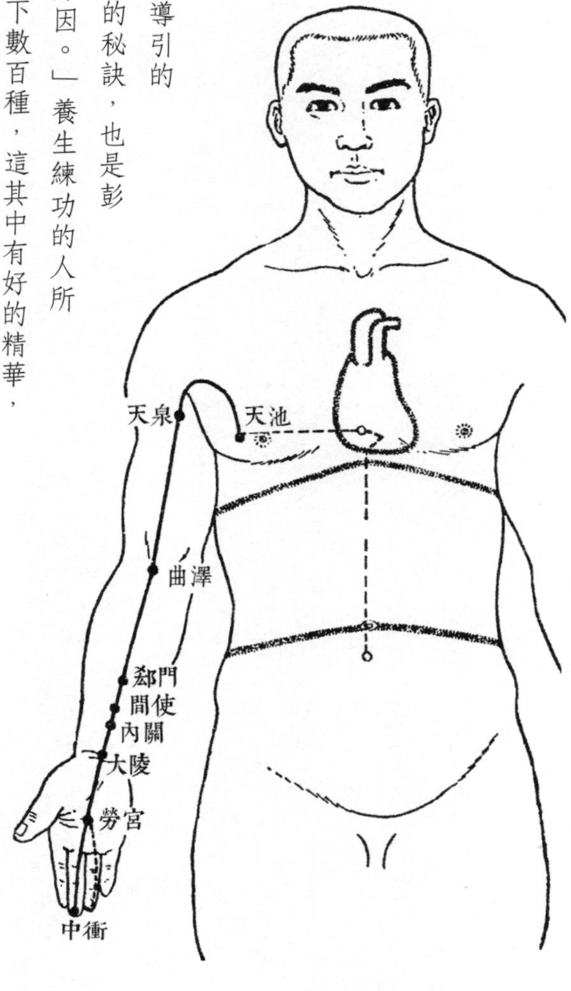

手厥陰心包經循行示意圖

之腹中空虛，這個時候練功對身體較有益處。先閉上雙眼，兩手握固，凝神息慮，不存一絲雜念，意守丹田，端正身體，盤腿而坐，叩齒三十六次。隨即兩手環抱頭後頸項，身體向左右轉動各二十四次（圖十七），用以祛除兩脅間積聚的邪氣。再以兩手十指交叉，掌心朝上，用力向上托舉，再翻轉手掌按頭頸項部，反覆二十四次（圖十八），用以祛除胸膈間的邪氣。再以兩手掌捂住兩耳，手指置於腦後，用食指疊擊中指，再滑下輕彈後腦部二十四次（圖十九），用以祛除

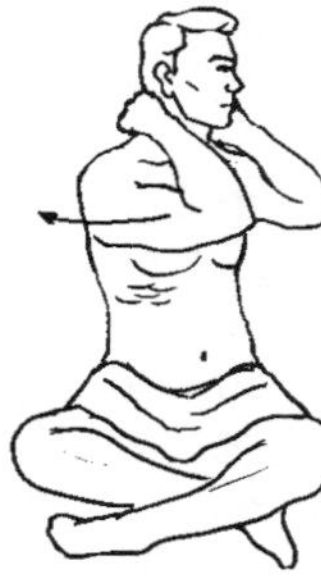

圖十七
抱項轉身，去兩脅積聚風邪。

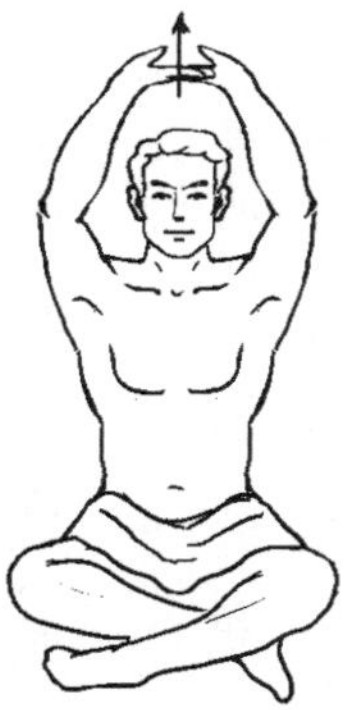

圖十八
虛空托天，除胸膈間邪氣。

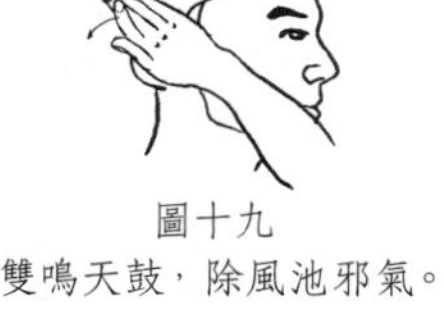

圖十九
雙鳴天鼓，除風池邪氣。

風池穴的邪氣。再以兩手相疊由下向上提起，按壓左膝部向左轉身，按壓右膝部向右轉身各二十四次（圖二十），用以祛除肝臟邪氣。再以一手向前，一手向後，如拉弓射箭狀，左右交替做二十四次（圖二十一），用以祛除肩臂腋下久積

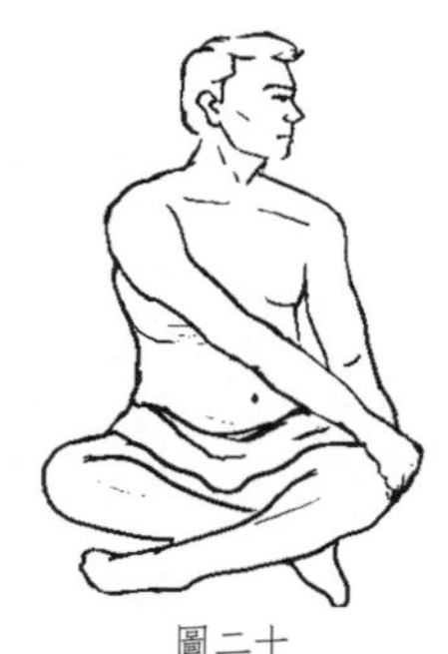
圖二十
按膝捩身，去肝家風邪。

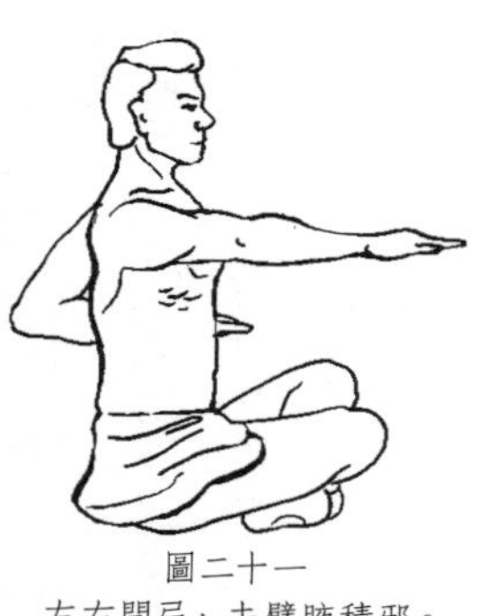
圖二十一
左右開弓，去臂腋積邪。

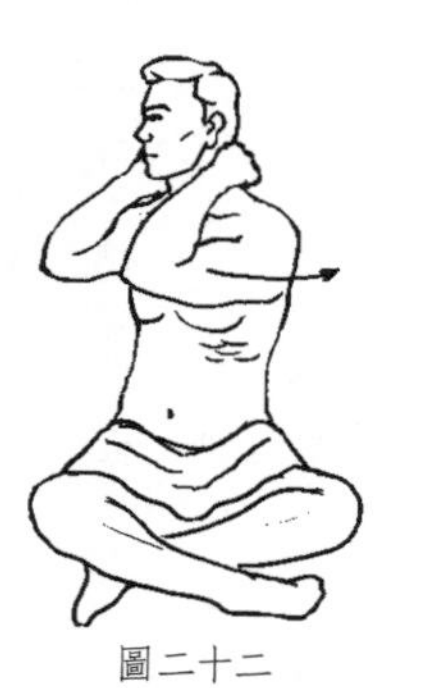
圖二十二
扭頸後視，去脾家積邪。

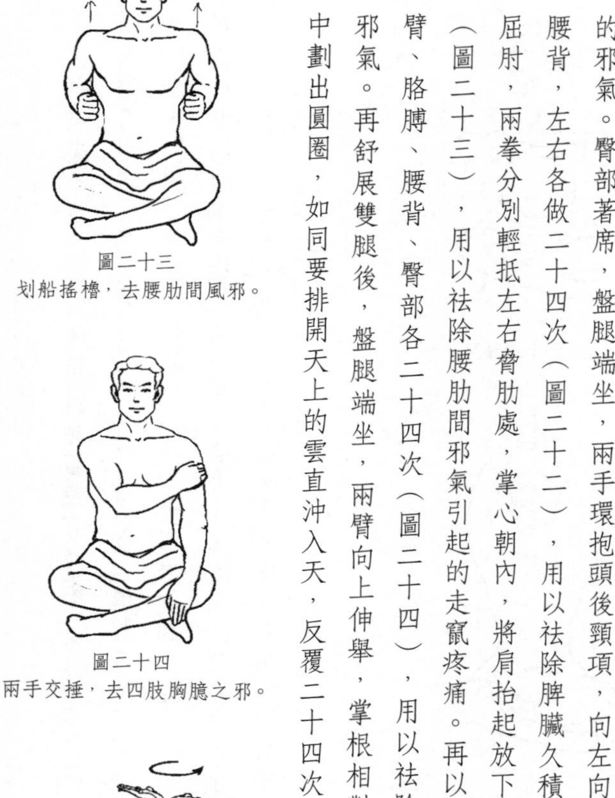

的邪氣。臀部著席，盤腿端坐，兩手環抱頭後頸項，向左向右扭轉頸項、肩臂、腰背，左右各做二十四次（圖二十二），用以祛除脾臟久積的邪氣。兩手握固，屈肘，兩拳分別輕抵左右脅肋處，掌心朝內，將肩抬起放下，擺動兩肩二十四次（圖二十三），用以祛除腰肋間邪氣引起的走竄疼痛。再以兩手交替輕輕捶打上臂、胳膊、腰背、臀部各二十四次（圖二十四），用以祛除四肢、胸膈之間的邪氣。再舒展雙腿後，盤腿端坐，兩臂向上伸舉，掌根相對，斜身偏倚，在空中劃出圓圈，如同要排開天上的雲直沖入天，反覆二十四次（圖二十五），用以

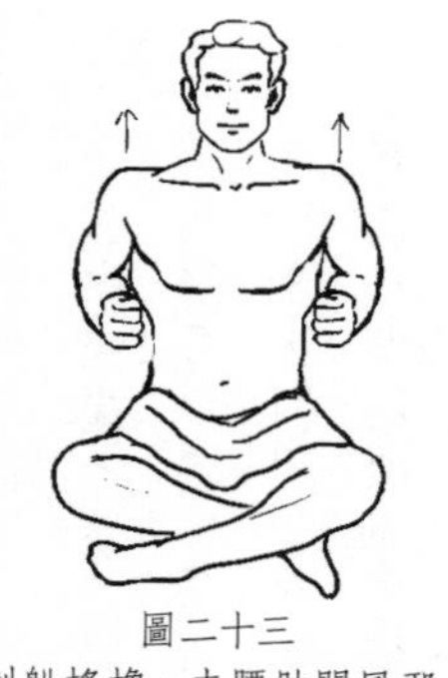
圖二十三
划船搖櫓，去腰肋間風邪。

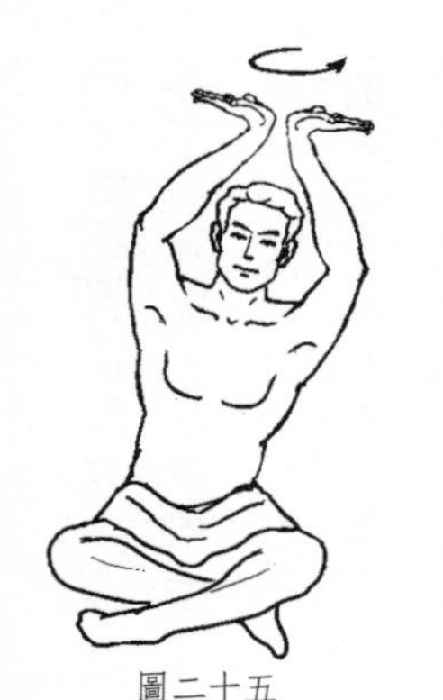
圖二十四
兩手交捶，去四肢胸臆之邪。

圖二十五
斜身排天，去肺間積邪。

祛除肺間久積的邪氣。再舒展雙腿後，並攏伸直雙腿，低頭，兩手前伸扳腳十二次，先將左腳彎回放在另一腿的膝部按摩二十四下，再換右腳按摩二十四次（圖二十六），用以祛除手厥陰心包經的邪氣。再雙手撐於地上，蜷縮身體，彎曲脊背，向上挺舉十三次（圖二十七），用以祛除心臟、肝臟久積的邪氣。再雙手撐牢床上，雙腿後伸，放開左手，向左扭轉身體，眼看雙腳處，換右側，左右各二十四次（圖二十八），用以祛除腎間的邪氣。再起立下床，原地踏步，兩手握固，左足邁向前，左手擺向前，右手擺向後；右足邁向前，右手擺向前，左手擺向後，左右各二十四次（圖二十九），用以祛除兩肩臂的邪氣。再左手從上右手從下在後背相扣，身體前傾，頭略俯，慢慢扭轉身體二十四次，再換右手從下左手從上相握扭轉二十四次（圖三十），用以祛除兩脅間的邪氣。再以兩足相扭似貓步前

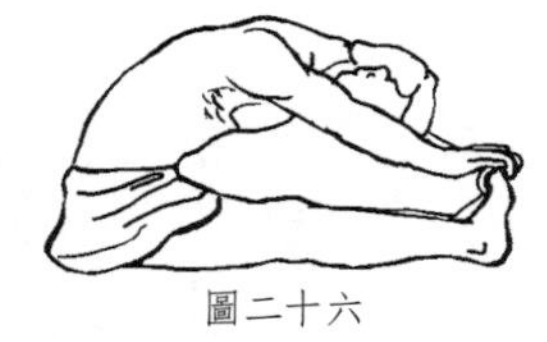

圖二十六
扳腳摩足，去心胞絡邪氣。

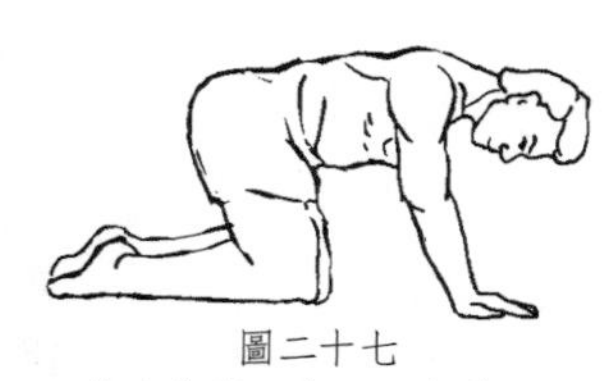

圖二十七
縮身曲脊，去心肝中積邪。

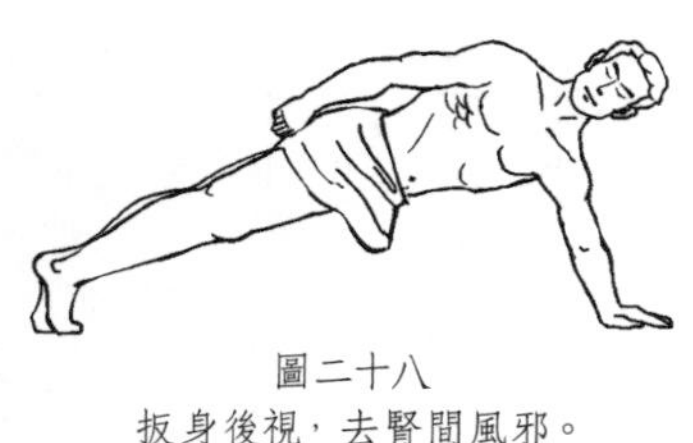

圖二十八
扳身後視，去腎間風邪。

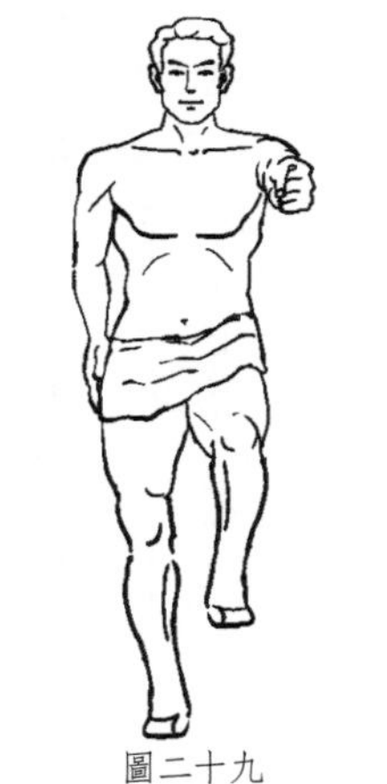

圖二十九
同向擺臂，去兩肩之邪。

行數十步，並臀部著席，平伸雙腿，兩腳扭向內，再扭向外，反覆二十四次（圖三十一），用以袪除兩足及兩腿間的邪氣。再端正身體，盤腿而坐，微閉雙目，兩手握固，凝神靜心，舌抵上顎，口中攪動，使津液滿口，鼓漱三十六次，發出汩汩聲，分幾次嚥下，再吸清氣一口，稍許停頓，閉息不出，想像丹田溫暖起火，自下而上，遍燒身體內外，感到身體有熱氣蒸騰才停止（圖三十二）。若能每日行上述十六段錦功法一至二遍，長期堅持，就一定會身輕體健，百病不生，步行像騎馬一樣快捷，人也不會有疲勞感。

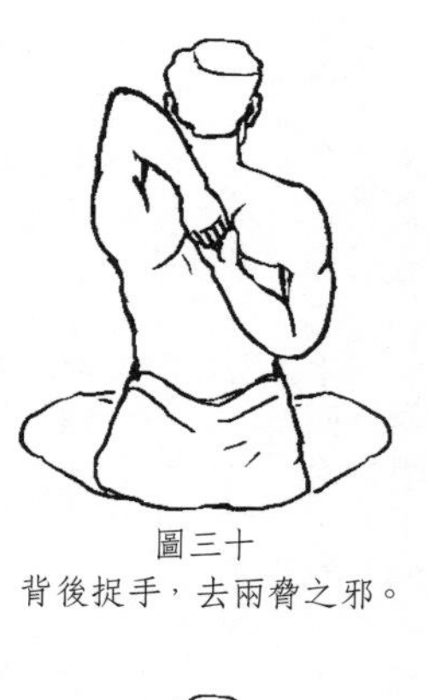

圖三十
背後捉手，去兩脅之邪。

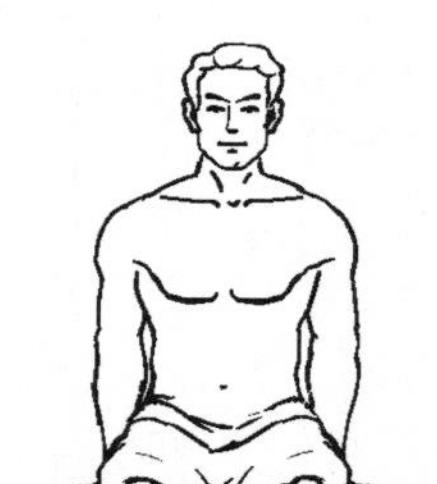

圖三十一
扭足行步，去兩足及兩腿間風邪。

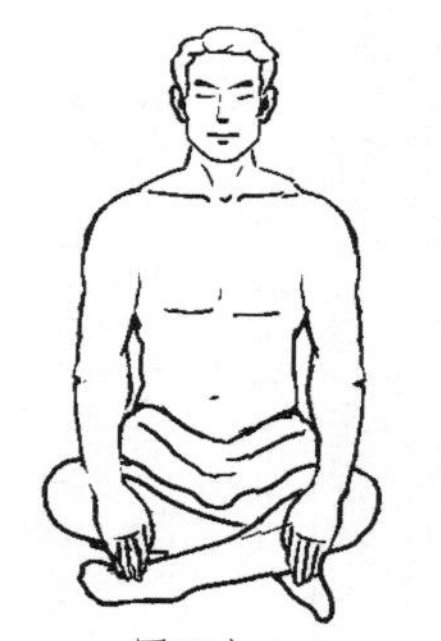

圖三十二
凝神靜息，身輕體健，百病皆除。

莊子曰[二]：「吹噓呼吸，吐故納新，熊經鳥伸[三]，爲壽而已矣。此導引之法，養形之秘，彭祖壽考之所由也[四]。」其法，自修養家所談，無慮數百端。今取其要約切當者十六條參之[五]，諸論大概備矣。

凡行導引，常以夜半及平旦將起之時[六]，此時氣清腹虛，行之益人。先閉目握固，冥心端坐[七]，叩齒三十六通[八]。即以兩手抱項，左右宛轉二十四[九]，以去兩脅積聚風邪。復以兩手相叉，虛空托天，按項二十四，以除胸膈間邪氣。復以兩手掩兩耳，卻以第二指壓第三指，彈擊腦後二十四，以除風池邪氣[十]。復以兩手相提，按左膝左捩身[十一]，按右膝右捩身二十四，以去肝家風邪。復以兩手一向前一向後，如挽五石弓狀[十二]，以去臂腋積邪。復大坐，展兩手扭項，左右反顧，肩膊隨轉二十四，以去脾家積邪。復兩手握固，並拄兩肋，擺撼兩肩二十四[十三]，以去腰肋間風邪。復以兩手交捶臂及膊上連腰股各二十四，以去四肢胸臆之邪。復大坐，斜身偏倚，兩手齊向上如排天狀二十四，以去肺間積邪。復大坐，伸腳，以兩手向前低頭扳腳十二次，卻鈎所伸腳，屈

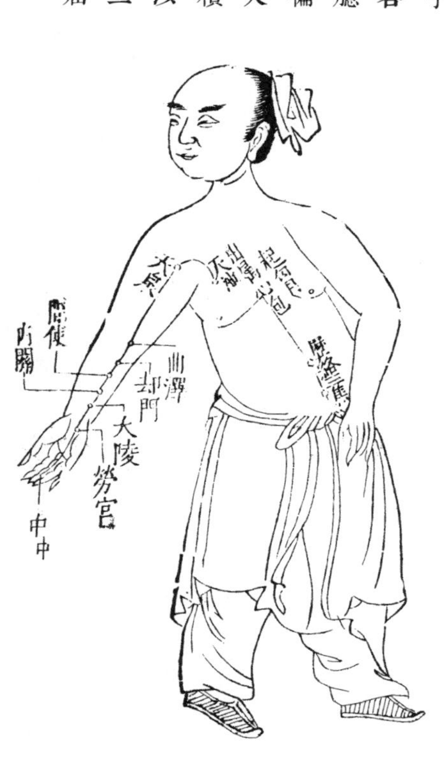

三才圖會·心包絡經諸穴圖

在膝上，按摩二十四，以去心胞絡邪氣[十四]。復以兩手據地，縮身曲脊向上十三舉，以去心肝中積邪。復起立據床，扳身向背後，視左右二十四，以去腎間風邪。復起立齊行，兩手握固，左足前踏，左手擺向前，右手擺向後；右足前踏，右手擺向前，左手擺向後二十四，去兩肩之邪。復以手向背上相捉，低身徐徐宛轉二十四，以去兩脅之邪。復以足相扭而行前數十步，復高坐伸腿，將兩足扭向內，復扭向外各二十四，以去兩足及兩腿間風邪。復端坐，閉目，握固，冥心，以舌抵上顎，攪取津液滿口，漱三十六次，作谷谷聲嚥之[十五]，復閉息，想丹田火自下而上[十六]，遍燒身體內外，熱蒸乃止。能日行一二遍，久久身輕體健，百病皆除，走及奔馬不復疲乏之矣。

[一] 十六段錦：此功法是在八段錦功法的基礎上發展起來的，由十六節動作組成的導引功法。錦為絲織品，以錦稱之有對此套導引功法的美譽之意，讚其優美典雅。

[二] 莊子曰：見《莊子·刻意》篇。噓，同「呴」。

[三] 熊經鳥伸：像熊一樣攀援引體，像鳥一樣伸腳。如華佗「五禽戲」之類，是古代重要的吐納導引養生法。

[四] 彭祖壽考：彭祖乃傳說中善於養生的長壽之人，活到八百多歲。壽，長壽。考，老也。

[五] 要約切當：重要簡約、切合運用之意。

[六] 平旦：即清晨。

[七] 冥心：泯滅俗念，使心境寧靜。

[八] 叩齒：又稱「叩金梁」。指牙齒上下相碰擊，並發出聲音。叩齒有健齒、提神、醒腦的作用，為古代的一種養生之法。

[九] 宛轉：同「婉轉」，即轉動之意。

〔十〕風池：在枕骨下，當胸鎖乳突肌與斜方肌上端之間的凹陷處。

〔十一〕捩（liè）身：即轉身。

〔十二〕五石（dàn）弓：這裏指大力拉弓。石，古代重量單位，十斗為一石，五石的意思就是重量很大，故能挽五石弓指力量大。

〔十三〕擺撼：即搖動。

〔十四〕心胞絡：即心外包裹的絡脈，有保護心臟的作用，能代心受邪。

〔十五〕谷谷：象聲詞，同「汩汩」聲。

〔十六〕丹田：見本書卷五「長生一十六字訣」注。

〔點評〕

十六段錦是在坐式八段錦的基礎上吸收了老子按摩法、天竺按摩法、婆羅門導引法、赤松子導引法等精華創編而成。現將十六段錦具體功法和功效進行整理歸納，各式名稱由評注者結合原文大意並參考文獻所加。

一、抱項轉身式：先閉雙眼，拇指握於掌心，其餘四指握住拇指，平靜心神，不存一絲雜念，不受外界干擾，端正身體，盤腿而坐，叩齒三十六次，兩臂屈肘後擺，挺胸收腹，兩掌心緊貼於腰背部，並沿督脈循行部位向上摩運至腋下時，兩臂先內收，而後外展使兩掌從腋下穿出，隨即兩臂內收，兩手環抱頭後項部，掌指托在項後風府、風池、啞門等穴附近，身體先向左側轉動，再向右側轉動，此為一遍，重複六遍。此式功法能祛除兩脅間積聚的邪氣，用於治療肝氣鬱結、胸脅脹滿、脅肋脹痛等。

二、虛空托天式：掌心向胸，兩手十指相交叉，旋臂翻掌上舉，掌心朝上，至頭頂處用力向上撐舉，同時吸氣抬胸提腰，又隨呼氣翻掌向下，輕輕按於頭頸項部，上下交替為一遍，重複二十四遍。此式功法能祛除胸膈間的邪氣，用於治療氣機不暢所致的胸部橫膈間的脹滿疼痛等。

三、雙鳴天鼓式：兩手環抱頭後項部，以兩手掌掩兩耳，手指托在掌指托在項後風府、風池、啞門等穴附近，用食指疊壓住中指，再滑下輕彈後腦部二十四下，如擊鼓之聲。此式功法能祛除風池穴的邪氣，用於治療頭痛、頭暈、頸項疼痛等頭頸疾患。

四、按膝捩身式：兩手相疊，右手手掌放於左手手背，提起放下，按壓左膝，身體緩慢向左側轉動四下，用力拉伸左側脅肋，扭轉右側脅肋，換左手手掌放於右手手背按壓右膝，左右交替為一遍，重複六遍。此式功法能祛除肝臟的邪氣，用於治療肝氣鬱結、脅肋脹痛等肝經疾患。

五、左右開弓式：兩手握拳狀，食指與拇指成八字撐開，兩臂平屈於胸前，左臂在上，掌心朝下，右臂在下，掌心朝上，左臂緩慢向左平推直至完全伸展，同時右臂屈肘往右側回拉直至右脅肋處，似開弓之狀；換右臂在上，掌心朝下，左臂在下，掌心朝上，左右交替為一遍，共計十二遍。此式功法能袪除肩臂腋下久積的邪氣，用於治療肩臂脹痛、腋部疼痛等。

六、扭頸後視式：由盤腿端坐改為兩腿前伸，兩臂平屈於胸前，向前平伸後，向後下伸展，夾緊腰身，挺身收腹，頸項先向左側轉動再向右側轉動，兩眼也分別向左向右後視肩臂，此為一遍，共計二十四遍。此式功法能袪除脾臟久積的邪氣，用於治療嘔吐、腸鳴、泄瀉、痢疾等脾系疾患。

七、划船搖櫓式：兩手握空拳，拇指屈於掌心中，屈肘，兩拳分別輕抵左右脅肋處，掌心朝內，同時抬肩擺動二十四下，如同划船搖櫓狀。此式功法能袪除腰肋間的邪氣，用於治療腰部痠痛、腰部脹痛、脅肋脹滿等。

八、兩手交捶式：左手握空拳，左臂向外伸展上舉，屈肘，拳心朝內，經頭部右前側向下輕捶頸肩部，同時右手握空拳，拳心朝外，在後背輕捶腰背臀部；換右手握空拳，右臂向外伸展上舉，屈肘，拳心朝內，經頭部左側向下輕捶頸肩部，同時左手握空拳，拳心朝外，在後背輕捶腰背臀部，此為一遍，重複二十四遍。此式功法能袪除四肢胸膈間的邪氣，用於治療四肢酸脹疼痛、胸膈脹滿疼痛等。

九、斜身排天式：保持兩腳前伸直的端坐位，兩臂向上伸舉，四指並攏，拇指分開，指端相對，雙肘直伸，挺身收腹，保持腰身直立，先向左側彎，再向右側彎，此為一遍，重複二十四遍。此式功法能祛除肺間久積的邪氣，用於治療咳痰喘嗽等肺系疾患。

十、扳腳摩足式：仍然保持兩腳前伸直的端坐位，低頭呼氣後，身體前傾，兩手向前伸展，腳回勾，扳住雙腳，保持五秒鐘後鬆開，吸氣，恢復身體直立，重複十二次，彎左腳輕放於另一腿的膝部，用右手拇指按摩揉捏左腳足底湧泉穴二十四下，然後換右腳彎起用左手按摩揉捏右腳足底湧泉穴二十四下。此式功法能祛除手厥陰心包經的邪氣，用於治療心悸、心痛、心煩、喜笑無常等心神疾患及心包經所經肩臂腋、胸脅等處的不適。

十一、縮身曲脊式：跪在床上，雙手撐床，團身，屈肘，使大腿貼近肚腹，隨後伸直雙臂，挺舉身體，重複十三遍。此式功法能祛除心臟、肝臟久積的邪氣，用於治療心悸、心痛、鼓脹、黃疸、積聚等心肝疾患。

十二、扳身後視式：雙手撐床，雙腿後伸，腳尖踮起，伸直手臂，放開左手向後外伸，扭轉身體，頭後仰看腳，恢復兩手撐床，放開右手，向後伸舉，扭轉身體，頭後仰看腳，左右交替為一遍，共計十二遍。此式功法能祛除腎間的邪氣，用於治療水腫、癃閉、淋證等腎系疾患。

十三、同向擺臂式：起立，兩手握空拳，拇指屈於掌心中，先原地踏步，隨後邁左腳，左手前擺，右手後擺；換邁右腳，右手前擺，左手後擺，左右交替邁步為一遍，共計二十四遍。此式功法能祛除兩肩臂的邪氣，用於治療肩臂脹痛麻木、肢痹等。

十四、背後捉手式：擺動雙臂，左臂前擺，上舉過頭，經頭部左側屈肘俯掌沿背部向下，身體前傾，頭略俯，右臂向後擺，掌背貼於後背向上抬升，直至兩手手指扣住，同時身體慢慢左右轉動十二下；換右臂前擺，上舉過頭，經頭部右側屈肘俯掌沿背部向下，身體前傾，頭略俯，左臂向後擺，掌背貼於後背向上抬升，直至兩手手指扣住，身體慢慢左右轉動十二下。此式功法能祛除兩脅的邪氣，用於治療脅肋脹痛、胸脅脹滿等。

十五、扭足行步式：兩腿沿一直線行走，似貓步前行數十步後，臀部著席，伸直雙腿，先向內旋，然後再向外旋，內旋外旋各二十四下。此式功法能祛除兩足及兩腿間的邪氣，用於治療腿足麻木疼痛、足跟痛等腿足疾患。

十六、凝神靜息式：端正身體，盤腿而坐，微閉雙目，兩手握空拳，拇指屈於掌心中，凝神靜心，舌抵上顎，再在口中攪動，使津液滿口，鼓漱三十六次，發出汩汩聲，分幾次嚥下。此式功法能祛除心神中的邪氣，用於治療神志不安、煩躁等心神疾患。

卷七

八段錦導引法

八段錦導引法

閉目凝神靜氣，兩手握固，端正身體，盤腿而坐。輕輕叩齒三十六次，並發出聲響，兩手交叉環抱後頸項，微微呼吸，兩耳不可以聽到氣息聲，心中默記息數。從此以後，呼與吸都要輕微以使兩耳聽不到為佳。以兩手掌掩兩耳，手指置於腦後，用食指疊壓住中指，再滑下輕彈後腦部二十四次（圖三十三）。兩手握固放在身體兩側，轉頭的同時身體也向左右搖擺二十四次（圖三十四）。舌抵上顎，再在口中上下左右攪動，待津液滿口，在口中鼓漱三十六次，分作三次汩汩

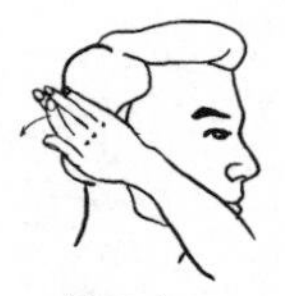

圖三十三
叩齒鳴天鼓，固齒生津，聽耳提神。

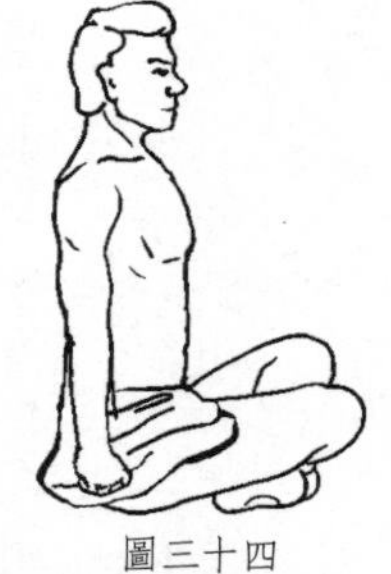

圖三十四
微擺撼天柱，怡神醒腦，聽耳明目。

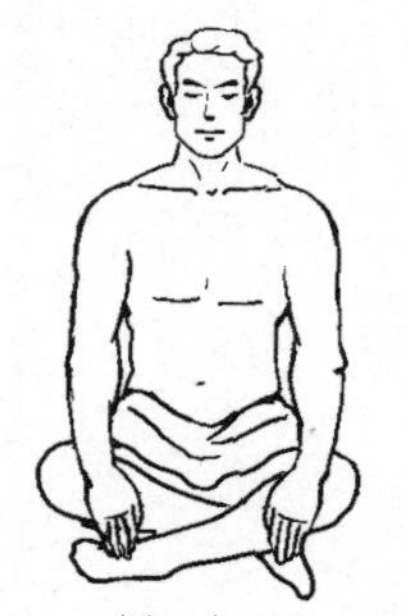

圖三十五
漱津汩汩嚥，健脾升清，和胃助運。

有聲而嚥下，津液隨意念之氣下行入丹田中（圖三十五）。吸氣後停頓片刻，閉而不呼，將兩手快速搓熱，然後緩緩呼氣而出，搓熱的兩手放於後腰兩旁腎所在的部位輕輕按摩三十六次（圖三十六）。兩手握固放於兩膝處，再次閉氣，用意念存想心中有火下行至丹田，丹田之火越燒越旺，直至感覺此處有強烈的熱感，才呼氣而出（圖三十七）。低頭，兩手握固，屈肘向後，兩手掌心緊貼於後腰兩旁腎所在的部位，抬肩背大幅度搖擺雙肩三十六次。搖肩時存想火從丹田透入雙關，入腦中，完畢後緩緩呼氣而出（圖三十八）。放直雙腳，然後再盤腿端坐，兩手十指相交叉於胸前，翻掌上舉，使掌心朝上，至頭頂處用力向上托舉，在托舉向上的同時吸氣抬胸提腰，又隨呼氣翻掌向下，輕輕按壓於頭頸項部，如此上下反覆三次至九次（圖三十九）。兩腿仍然並攏，向前伸直，低頭，身體前

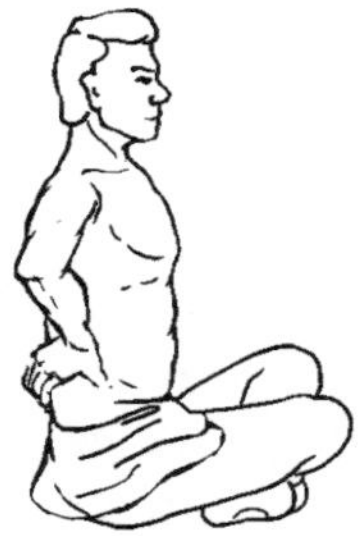

圖三十六

背摩後精門，補腎強腰，填精益髓。

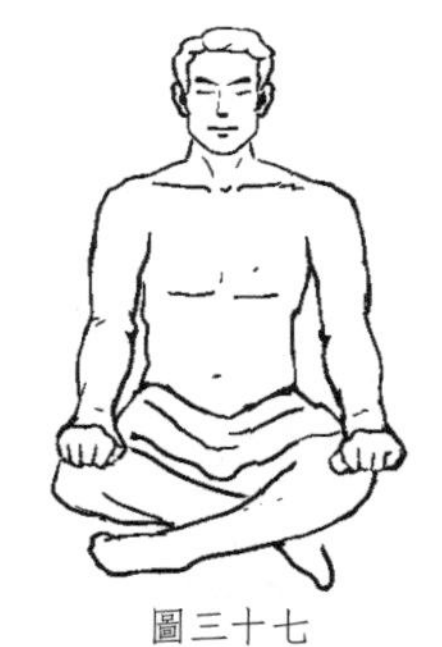

圖三十七

想火燒臍輪，補腎壯陽，固本強精。

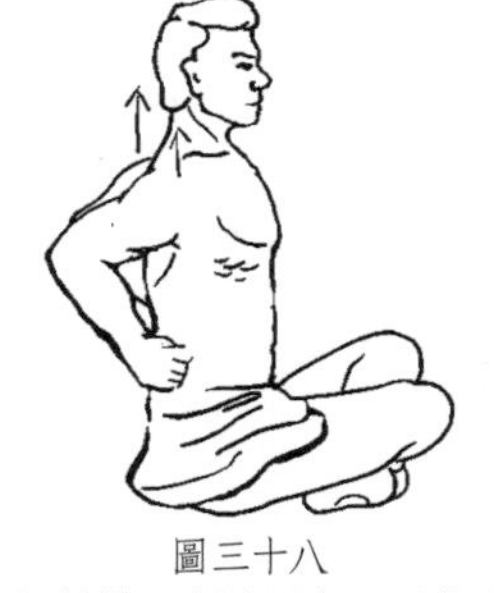

圖三十八

左右軲轆轉，寬胸理氣，活絡止痛。

傾，兩手向前伸展，扳住雙腳十二次（圖四十），收攏雙腿，端正身體，盤腿而坐。舌抵上顎，等候津液滿口。如津液不能生成則舌攪口中上下。鼓漱三十六次，分作三次汩汩有聲而嚥下，津液隨意念之內氣下行入丹田中。再漱津分三次嚥下一回，連同第三段錦的一回，共計三回，九次嚥下津液。邪魔不敢接近，在夢境中也不會混沌。寒暑邪氣不能入侵，災病不會殃及。此功法在子時後或午時前修煉效果最佳。內氣在體內不斷循環運行，有利於激發元氣。

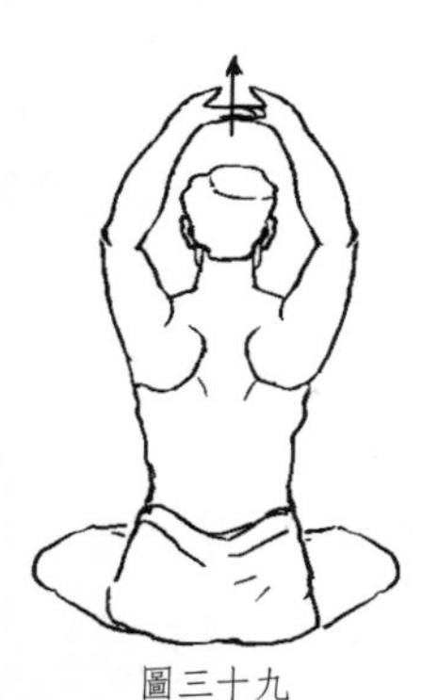

圖三十九
叉手雙虛托，宣肺開胸，疏肝行氣。

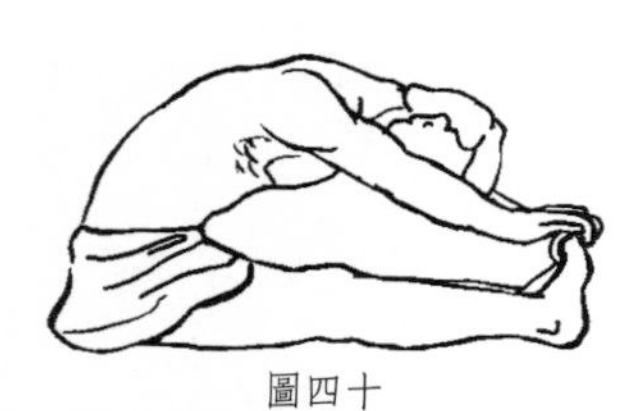

圖四十
低頭攀足頻，理氣活血，固腎強腰。

歌訣是：此功法在甲子日夜半子時修煉最佳，練功時口中不可以出氣，只能用鼻緩緩呼出濁氣。每天子時後午時前各做一遍，或一天做三遍。堅持修煉便自然而然可以祛除疾病，自己會感到身體越來越輕健。若能勤加修煉，不懈怠，便可以健康長壽，離功法大成的境界也就不遠了。

閉目冥心坐冥心盤趺而坐|一，**握固靜思神**。**叩齒三十六**|二，**兩手抱昆侖**叉兩手向項後，數九息，勿令耳聞。自此以後，出入息，皆不可使耳聞|三。**左右鳴天鼓**|四，**二十四度聞**移兩手心，掩兩耳，先以第二指壓中指，彈擊腦後，左右各二十四次。**微擺撼天柱**搖頭左右顧，肩膊隨轉動二十四，先須握固|五，**赤龍攪水津**赤龍者，

舌也。以舌攪口齒並左右頰，待津液生而嚥。**漱津三十六**一云鼓漱，**神水滿口勻**[六]。**一口分三嚥**所漱津液分作三口，作汩汩聲而嚥之，**龍行虎自奔**液為龍，氣為虎[七]。**閉氣搓手熱**以鼻引清氣，閉之少頃。搓手急數，令極熱，鼻中徐徐乃放氣出[八]，**背摩後精門**精門者，腰後外腎也，合手心摩畢，收手握固。**盡此一口氣**再閉氣也，**想火燒臍輪**閉口鼻之氣，想用心火下燒丹田，覺熱極，即用後法。**左右轆轤轉**俯首擺撼兩肩三十六，想火自丹田透雙關，入腦戶，鼻引清氣，閉少頃間，**兩腳放舒伸**放直兩腳。**叉手雙虛托**叉手相交，向上托空三次或九次，**低頭攀足頻**以兩手向前攀腳心十二次，乃收足端坐。**以候逆水上**候口中津液生。如未生，再用舌急攪取水，同前法，**再漱再吞津。如此三度畢，神水九次吞**謂再漱三十六，如前，口分三嚥，乃為九也。**嚥下汩汩響，百脈自調勻。河車搬運訖**擺肩並身二十四，及再轉轆轤二十四次[九]，**發火遍燒身**想丹田火自下而上，遍燒身體，想時口鼻皆閉氣少頃。**邪魔不敢近，夢寐不能昏。寒暑不能入，災病不能迍**[十]。**子後午前作，造化合乾坤。循環次第轉，八卦是良因。**

訣曰：其法於甲子日夜半子時[十一]，**起首行時**[十二]，**口中不得出氣，唯鼻中微放清氣。每日子後午前，各行一次，或晝夜共行三次，久而自知。蠲除疾病**[十三]，**漸覺身輕。能勤苦不怠，則仙道不遠矣**[十四]。

[一] 冥（míng）心：泯滅俗念，使心境寧靜。盤趺（fū）：即結跏趺坐，是坐禪入定的姿勢。其法：盤膝交疊雙腿（結跏），用足背（趺）放在股腿上。單以一趺置一股的，稱半跏趺坐；交疊雙趺於兩股的，稱全跏趺坐。這樣坐式，形體穩固、端莊，能心安氣緩，便於入定。

[二] 叩齒：又稱「叩金梁」。指牙齒上下相碰擊，並發出聲音。叩齒有健齒、提神、醒腦的作用，為古代的一種養生之法。

[三] 昆侖：指頭部。息：一吸一呼謂之息。

〔四〕鳴天鼓：中國流傳已久的一種自我按摩保健方法。詳見本書卷二「起居調攝．耳宜常凝」評注。

〔五〕天柱：後頸部。

〔六〕神水：指津液。此處指唾液。

〔七〕龍行虎自奔：指水火既濟，心腎相交。宋代曾慥編集《道樞．指玄篇》謂：「龍者，心液正陽之氣也；虎者，腎中真一之水也。」

〔八〕閉氣：為吐納導引運功過程中關鍵一步。即在細長勻緩的呼吸之間、稍微停頓片刻處呼吸，在意念的主導下，使胎息更加深入，內氣聚集一起，並行走於十二經脈和奇經八脈，以疏通氣血，達到養身治病的目的。

〔九〕河車搬運：指吐納導引運功過程中主觀意念運載內氣循行體內的作用。河車，練功時能主導內氣運行的主觀意念。訖（qì）：完結，終了。

〔十〕迍（zhūn）：災難，禍殃。

〔十一〕甲子日：古代干支曆法的第一天。古代的曆法中，甲、乙、丙、丁、戊、己、庚、辛、壬、癸被稱為「十天干」，子、丑、寅、卯、辰、巳、午、未、申、酉、戌、亥叫作「十二地支」。兩者按固定的順序互相配合，組成了干支紀年、紀月、紀日、紀時法。古賢認為：甲子為干支之始，因此甲子就意味著事之起始、事之確立之時。凡事之始，用甲子日最吉。夜半子時：即二十三點至凌晨一點。

〔十二〕起首：開始。

〔十三〕蠲（juān）除：廢除，免除。

〔十四〕仙道：得道成仙。比喻練功達到最高境界。

【點評】

八段錦的具體形成年代，由何人首創，均已無從考證。八段錦的體例可分為坐著練功的坐式和站著練功的立式。本書中的八段錦導引法是坐式八段錦，此套功法是中國古導引術中動靜功法相結合的典範，操練簡便，功效顯著，在中國古代養生導引史上佔有一席之地，後世的多部醫學或養生著作中都刊載了坐式八段錦，在後世的演變發展有將其改編為十二式的動作，故也被稱為十二段錦。現根據本書和後世的相關著作將八段錦具體練功方法和功效整理歸納如下：

一、叩齒鳴天鼓：閉目凝神靜氣，兩手握固，端正身體，盤腿而坐，輕輕叩齒三十六下。兩手環抱後頸項，微微呼吸，以兩耳聽不到氣息聲為妙，心中默記九次息數。再以兩手掌掩兩耳，手指置於枕部，用食指疊壓住中指，再滑下輕彈後腦部二十四下，如擊鼓之聲。此式功法具有固齒生津、聰耳提神等功效，用於防治各種牙痛、牙周炎、牙齦炎、牙出血、耳鳴、耳聾等疾患。同時由於腎開竅於耳，腎主骨，而齒為骨之餘，故還具有補腎固精的功效，用於防治腰膝酸軟、遺精遺尿、不孕不育、性功能下降等腎虛疾患。

二、微擺撼天柱：兩手手心相合，先右手手心在上，左手手心在下，放於左側脅肋處，頸項順時針轉動四圈，再逆時針轉動四圈，重複三遍，順逆各轉動十二圈；再換左手手心在上，右手手心在下，順逆各轉動十二圈。此式功法具有促進頭頸部氣血運行、怡神醒腦、聰耳明目等功效，用於防治頭痛、頭昏、耳鳴、耳聾、肩頸痛等。

三、漱津汩汩嚥：舌抵上顎，在口中上下左右攪動，待津液充滿口中後，再在口中鼓漱三十六次，分作三次汩汩有聲而嚥下，津液隨意念之氣下行入丹田中。此式功法具有清潔口腔、助運消化、增進食慾等功效，用於防治各種牙疾、腹脹納呆、食慾不振、腹瀉、便秘等。

四、背摩後精門：吸氣後暫時閉氣不呼，兩手相搓擦至發熱後，鼻中緩緩呼氣，快速分開兩手放於腰後腎區所在的部位輕輕按摩三十六下。兩手握空拳，拇指屈於掌心，放於脅肋處，再次閉氣，用意念存想心中有火下行至丹田，丹田之火越燒越旺，直至感覺此處有強烈的熱感，再呼氣而出。此式功法具有補腎強腰、填精益髓等功效，用於防治腰酸腰痛、遺精遺尿、陽痿早泄、不孕不育、月經不調等腎虛疾患。

五、單關軲轆轉：先將左手臂向後擺，手掌緊貼於後腰左腎區所在的部位，右手自然平放於右大腿根部，抬動肩背，以一定幅度擺動左肩三十六下，再換右手臂向後擺，手掌緊貼於後腰右腎區所在的部位，左手自然平放於左大腿根部，抬動肩背，以一定幅度擺動右肩三十六下。搖肩時存想火從丹田透入雙關，入腦中，完畢後緩緩呼氣而出。此式功法具有促進肩背部的氣血運行的功效，用於治療各種肩背疼痛、臂膀痠痛等。

六、叉手雙虛托：將盤腿端坐位的兩腳向前伸直，兩手相交叉，兩臂旋臂翻掌上舉至頭頂處，掌心朝上，上舉的同時吸氣抬胸提腰，又隨「呵」字音呼氣翻掌向下，輕輕按壓於頭頂，以百會穴處為佳，重複三次至九次。此式功法具有宣肺開胸、疏肝行氣、清心寧神等功效，用於治療胸脅脹滿疼痛、心悸、胸痛、胸悶、頭痛、頭昏等。

七、低頭攀足頻：兩腿並攏，向前伸直，低頭呼氣後，身體前傾，兩手向前伸，腳回勾，扳住雙腳腳心（如開始階段扳不住腳，可借助布，毛巾等，脊背及雙腿不能彎曲），保持五秒鐘後鬆開吸氣，身體恢復直立位，重複十二次。收攏雙腿，端正身體，盤腿而坐，舌抵上顎，在口中上下左右攪動，待津液充滿口中後，再在口中鼓漱三十六次，分作三次汩汩有聲而嚥下。津液隨意念之氣下行入丹田中，再次舌抵上顎，在口中上下左右攪動，待津液充滿口中後，在口中鼓漱三十六次，分作三次汩汩有聲而嚥下。連同第三段錦的一回，共計三回，嚥下九次。此式功法具有促進腰背、肩臂、下肢的氣血運行，固腎強腰膝等功效，用於治療腰腿疼痛、肩臂疼痛、腎虛精虧等疾患。

八、雙關軲轆轉：兩臂同時屈肘向後擺，兩手掌緊貼於後腰兩腎區所在的部位，抬動肩背以一定幅度擺動雙肩三十六次。完畢後吸氣，停頓片刻，閉氣不出，想像臍下丹田，似有熱氣如火，此團熱氣下行至會陰、穀道，再上行，沿尾閭關，循督脈向上經夾脊關，過玉枕關（後腦顱骨與頸椎相接著枕處，是小周天功法中的第三關），向上經頭頂百會穴，再由兩側太陽穴，經兩側耳頰部會合於齦交穴，熱氣與任脈相交後，降至喉下天突穴，至心窩膻中穴入體內，下行返回入於臍下丹田中。此式功法具有促進肩背部及周身氣血運行的功效，用於治療肩臂疼痛、脅肋脹痛、氣滯血瘀等。

八段錦因其簡便易學、功效顯著在後代廣為流傳，據說百歲老人楊絳就常常習練八段錦。國家體育總局健身氣功管理中心曾組織編寫了《八段錦》一書，可以參看習練。

卷八

導引卻病歌訣

「水潮除後患」[一]

清晨起床前，閉目端坐，凝神靜氣，不存雜念，舌抵上顎，閉口調整呼吸，使口中津液自然產生，逐漸增加到滿口都是津液，然後運用意念將津液下送至臍下丹田處，並分作三次嚥下。長久習練此導引功法，可以使五臟之邪火不生，四肢的氣血運行通暢，百病不生，消除患病的憂患，達到年老而形體不衰的目的。

歌訣大意：津液不斷地在舌端生成，然後反覆多次將其嚥下，納入丹田中；若能長久堅持即可使五臟氣血運行順暢而無凝滯，練功百日還可達到駐容養顏的效果。

平明睡起時，即起端坐[二]，凝神息慮[三]，舌抵上顎，閉口調息[四]，津液自生[五]，漸至滿口，分作三次，以意送下[六]。久行之則五臟之邪火不炎[七]，四肢之氣血流暢，諸疾不生，久除後患，老而不衰。

訣曰：

津液頻生在舌端，尋常數嚥下丹田[八]；

於中暢美無凝滯[九]，百日功靈可駐顏[十]。

一 水潮：指口中津液如潮湧出。水，指津液。潮，潮湧之意。此處指口中分泌的唾液。

二 端坐：安坐，正坐。見本書卷一「四時調攝」注。

三 凝神息慮：放鬆心情，凝聚精神，不存雜念，停止一切俗事煩擾。息，停息，停止。

四 調息：調和氣息的呼吸出入，使之能做到細長勻和，不粗不急，綿綿不斷。為氣功修煉的三大要旨，即調身、調心、調息之一。

五 津液：是機體一切正常水液的總稱，是構成人體和維持生命活動的基本物質之一。津與液皆來源於水穀精微，但二者在性狀、分布和功能上有所不同：質地較清稀，流動性較大，布散於體表皮膚、肌肉和孔竅，並能滲入血脈之內，起滋潤作用的，稱為津；質地較濃稠，流動性較小，灌注於骨節、臟腑、腦、髓等，起濡養作用的，稱為液。唾液是津液之一，具有滋潤口腔，充養腎精的作用。

六 意：指意念，道家內丹煉養十分重視意念，認為真意的重要作用貫徹於內煉的全部過程。

七 五臟之邪火：正常時，五臟陰陽平衡，五臟之火溫煦安謐。若五臟陽偏盛或陰偏衰均會形成五臟邪火，有虛實之分。實火是由陽熱熾盛所致，也稱壯火；虛火是由體內精氣血津液失常，虛陽上亢或五志鬱而化火所致。

八 尋常：平時。丹田：氣功學術語，有上、中、下不同，此處指下丹田，別稱氣海。在臍下。具體部位說法不一。東晉葛洪撰《抱朴子內篇．地真》謂「在臍下二寸四分」，日人丹波康賴所撰《醫心方》卷二十七謂在「臍下三寸為命門宮，此下丹田也。」內丹家歷來重視下丹田，稱其為「五臟六腑之本」、「十二經脈之根」、「呼吸之門」等。

九 中：即體內五臟經脈氣血。

十 百日功靈：練功百日後取得理想效應。靈，靈驗。

【點評】

唾液為人體的五液之一，與腎相應，而腎之精氣與人體的生命活動關係最為密切，腎中精氣上承於口化為唾液，所以古人把口中的唾液稱為「瓊漿玉露」、「金津玉液」、「華池之水」。《本草綱目》記載：「人舌下有四竅，兩竅通心氣，兩竅通腎液。心氣流入舌下為腎水，腎液流入舌下為靈液，道家謂之金漿玉醴。溢為醴泉，聚集華池，散為津液，降為甘露；所以灌溉臟腑，潤澤肢體。故修養家嚥津納氣，謂之清水灌靈根。」可見吞嚥唾液能起到充養腎精的作用，古代養生氣功家也很早就認識到了口中津液的重要性，提倡練功時要舌抵上顎，赤龍攪水津，鼓漱汩汩嚥，日常生活中也是提倡「津宜常嚥」。若能夠長期堅持就能使腎精充盈，五臟經脈氣血通暢，諸疾不生，並起到養顏、抗衰的養生效果。

唾液的養生保健功用，自古就受到重視與肯定，古人初創文字時，即以水從舌邊為「活」字，意為舌旁之水（唾液）能維持人體的生命活力。歷代醫學家、養生家為強調它的重要性，取名「金津」、「玉液」、「瓊漿」、「甘露」、「玉醴」、「華池神水」等美稱。《本草綱目》記載：「人有病，則心腎不交，腎水不上，故津液乾而真氣耗也。」還指出：「津液乃人之精氣所化。」古代醫學家認為「津」係「精」所化，精盈則腎水上升，化為津液，津液再予嚥下，能潤心，使心火免於過盛，水火相濟，陰平陽秘，且謂之為「自飲長生酒」。因此，古人常以呑嚥津液達到祛病強身、益壽延年之效。

一般而言，體質強健的人，唾液分泌比較充盈旺盛，年老體弱者唾液分泌不足，常出現口乾舌燥、皮膚乾燥、體力日衰、耳鳴重聽、面部失去光澤、大便秘結等情形。運用呑津液養生法，可重拾青春，抗衰延老，能使皮膚光潤，容顏悅澤，如能結合本書後文所載之「搓塗自美顏」方法：「每晨靜坐閉目，凝神存養，神氣沖淡，自內達外，以兩手搓熱，拂面七次，仍以嗽津塗面，搓拂數次。行之半月，則皮膚光潤，容顏悅澤，大過尋常矣。」即可以達到較好的養顏、護膚、美容功效，長葆青春美麗容顏。

「起火得長安」

在夜半和正午這兩個時間段，存神守意，想像命門真火從湧泉穴開始發生，先從左足上行，沿下肢內側足少陰腎經向上至長強穴，沿脊椎督脈上行，過玉枕穴，入頭頂頭腦，而後與任脈相接，沿胸腹正中下行入丹田中，如此反覆運行三遍；其次從右足上行，也反覆運行三遍；最後將命門真火，沿脊椎督脈上行，過玉枕穴，到頭頂大腦處，與任脈相接，沿胸腹正中下行入丹田中，再反覆運行三遍。

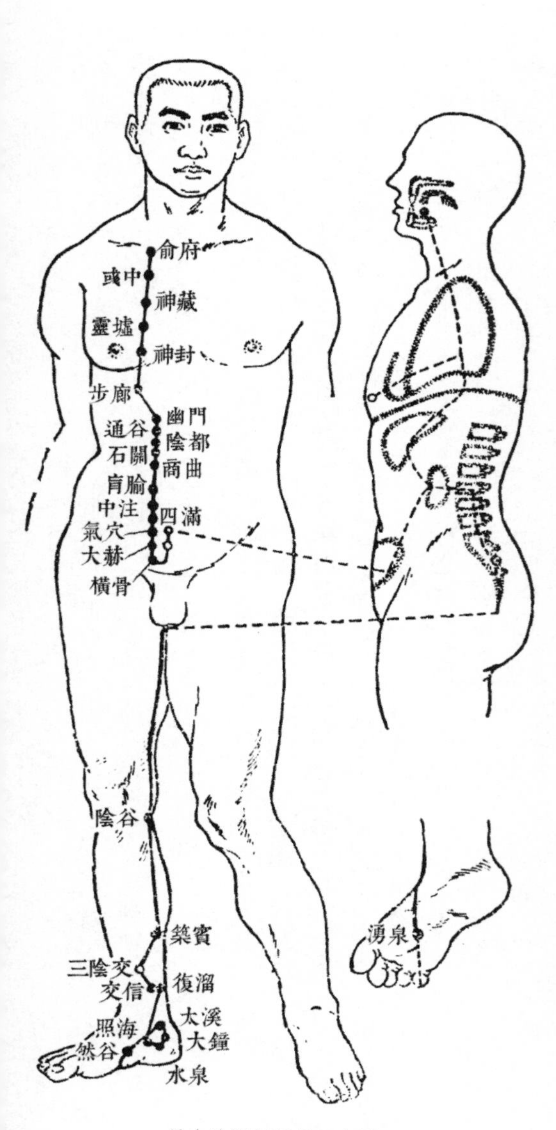

足少陰腎經循行示意圖

長久堅持練習純熟，則全身經脈氣血運行通暢，五臟氣血流通，四肢百骸強健。

歌訣大意：要知道命火真陽是從下焦開始發生的，具有溫暖周身上下的作用，它有賴於五臟陰精的充養和腎中精氣的化生，只有命門之火周流不息，不斷激發運行蒸騰，才能保證機體精氣的生成與神明的正常，這就是古代得道真人修煉形體的養生辦法。

訣曰：

子午二時[二]，存想真火自湧泉穴起[三]。先從左足行，上玉枕[四]，過泥丸[五]，降入丹田三遍[六]；次從右足，亦行三遍；復從尾閭起[七]，又行三遍。久久純熟，則百脈流通[八]，五臟無滯，四肢健而百骸理也[九]。

陽火須知自下生[十]，陰符上降落黃庭[十一]；

周流不息精神固[十二]，此是真人大煉形[十三]。

[一] 起火：指在固定時辰，以一定體態、姿勢運氣練功。《天仙正理》曰：「凡煉丹，隨子時陽氣生而起火，則火力方全。」

[二] 子午二時：指夜半和正午。舊時計時法，以夜間十一時至凌晨一時為子時，以白晝十一時至一時為午時。

[三] 存想：指練功時閉目內視，通過想像，使意念不離己身。存想能夠使練功者入靜，引導內氣運行。真火：指命門之火，腎中之陽。

[四] 玉枕：玉枕穴，為足太陽膀胱經穴，位於人體的後頭部，當後髮際正中直上二點五寸，旁開一點三寸平枕外隆凸上緣的凹陷處。

五 泥丸：指腦或腦神，此處指腦，為導引術語。

六 丹田：指下丹田，位於人體臍下。詳見本卷「水潮除後患」注。

七 尾閭：長強穴別稱，位於尾骨尖與肛門中點。

八 百脈：即全身經脈。

九 四肢健而百骸理：肢體運動功能強健，骨節屈伸靈活。理，調理，治理。此處指活動正常的意思。

十 陽火：指下焦命門真火，腎中陽氣。命門內含有真陽，五臟六腑以及整個人體的生命活動都由它激發和主持，因而命門之火也稱「真火」或「命火」。由於腎臟是「先天之本」、「水火之宅」，所以下焦命門元陽對人體健康具有重要作用。

十一 陰符：指腎中陰精，腎中陰精與腎中陽氣互為生化，來源於各臟腑陰精的不斷充養。《黃帝內經．素問．上古天真論》云：「腎者主水，受五臟六腑之精而藏之。」故五臟陰精充盈，則腎中陰陽得以互相生化滋長，不斷促進機體臟腑活動。黃庭：指臍與兩腎之間。《金丹大成集》曰：「問黃庭正在何處？」答曰：「膀胱之上，脾之下，腎之前。」

十二 精神：指精氣神明。

十三 真人：形容修煉真氣、養生有方的得道之人。源出《莊子》與《黃帝內經》。《莊子．大宗師》云：「古之真人，其寢不夢，其覺無憂，其食不甘，其息深深……古之真人，不知說生，不知惡死，其出不欣，其入不距；翛然而往，翛然而來而已矣。」《黃帝內經．素問．上古天真論》云：「上古有真人者，提挈天地，把握陰陽，呼吸精氣，獨立守神，肌肉若一，故能壽敝天地，無有終時，此其道生。」煉形：又稱「養形」、「煉命」、「命功」，指通過各種方法的修煉，使身體健康，延年益壽。

【點評】

小周天為內丹功法的第一階段練精化氣的過程，內丹術又稱「周天功」、「周天搬運功」、「金丹術」，是氣功史上起源最早、流傳最廣、影響最大的道家靜功。該術是受到冶煉金丹術的影響而產生的，它把人體看成是一個鼎爐，通過意念的主導和調節，使機體得到協調平衡，產生出元精、元氣、元神，並把元精、元氣、元神視為金丹，由練精化氣、練氣化神、練神還虛三個階段組成。後世氣功的靜功功法多在此基礎上發展演變而成。小周天又稱為子午周天，是因為內丹術中將十二地支中的子午代表天體的日月、人體的心腎、卦象中的坎離、方位中的南北，而練小周天是為了培補先天精氣，由後天返回先天，著眼於坎離兩卦，而坎離兩卦在後天八卦圖中相對於子午兩個時辰。李時珍在《奇經八脈考》中說：「任督兩脈，人身之子午也，乃丹家陽火陰符之道，坎離水火交媾之鄉。」養生氣功家都是十分重視這個初始階段的修煉功法，認為人到成年，由於物慾耗損，先天精氣也已耗損，必須用先天元氣溫煦培補它，使之充實起來。練功初始階段，身體中內氣尚不能產生，只是意想有一團熱氣似火在體內運行，長久地習練，丹田處真的產生了內氣，此時不再是意想的熱氣似火，而是組織器官真的產生了能量代謝的變化。內氣具有平衡陰陽，調暢氣血，貫通經絡，培補元氣等作用，同中醫學的陰陽、氣血、經絡、運氣、養生等學説關係密切，但是由於個體的差異，感受到的內氣差異也很大，有的人感覺是舒適的熱流，有的人感覺是清爽的涼氣；有的人來得快，有的人來得慢；有的人感覺明顯，有的人則不明顯。所以對於內氣，不必苛刻追求，退一步言之，即便產生不出內氣的感覺甚至不習練功法，每日都有些許時間，讓自己平靜心緒，凝神靜氣，未嘗不是一件有益於身心健康的大好事。

中醫學對命門的認識可追溯至傳説為戰國時秦越人扁鵲所作的《難經．第三十難》，其文曰：「然，腎兩者，非皆腎也！其左者為腎，右者為命門，命門者謂精神之所舍，原氣之所繫也，故男子以藏精，女子以繫胞。」可見漢代以前，對命門的瞭解是作為腎臟之一而論述的，功能方面也不過是藏精、繫胞及內舍精神等。直至明代趙獻可、張介賓等人，才進一步把命門的重要性提高到決定臟腑活動、影響生命活動的高度進行闡發，並發揮出命門之火，腎中真陽的概念，將其作為造化之根、性命之本。

命門學説認為，生命活動依賴於腎中真火，火強則生機可由之而壯，火衰則生機可由之而弱，火滅則生機竟由此而止。同時認為，命門之火，是涵於腎水之中，兩者之間是相互依存，相互化生而永不相離，命火真陽乃人身之寶，可補而不可瀉。因而治病須當求之於命門真陽，強調溫補陽氣之法。如張介賓《類經圖翼．大寶論》説：「所謂真陰之病，凡陰氣本無有餘，陰病皆惟不足，即如陰勝於下者，原非陰盛，以命門之火衰也。……火衰其本則陽虛之癥迭生。故治病必當求本，蓋五臟之本，本在命門。」這一思想，對於養生保健具有深刻影響，道家所謂的真火從湧泉穴起，循行周身而會合於丹田的功法，即與此學說一脈相承，文中所指出的習練此功法可壯大真陽，進而使全身經脈氣血運行通暢，五臟氣血流通，四肢百骸強健，也是從實踐中總結而來，如能認真體悟，不斷練習，自能得道成真，取得應有的養生效果。

#「夢失封金匱」[一]

如人的性慾妄動則相火妄動，相火熾旺則使心神疲睏，神疲則精關不固、精液滑出而成夢遺之病。防治此病的方法是，在入睡前要調理呼吸靜思定神，先以左手搓摩臍肚十四次，繼用右手如上摩臍十四次，再用兩手搓摩脅腋處和腹部並搖擺身子四十九次，接著深噏吸氣往下腹攝納於下丹田，並緊握拳頭，待一段時間後才停下。然後屈腿側身入睡，可使夢中遺精不再發生。

歌訣大意：情慾太過，就會擾動相火，致使精關不固，夢中遺精，而頻繁遺精就會危害身體健康；防治遺精必須牢記搓摩導引的訣竅，還要戒除過多的慾望和貪念，這也是治療夢中遺精的最好的方法。

慾動則火熾[二]，火熾則神疲，神疲則精滑而夢失也[三]。寤寐時調息神思[四]，以左手搓臍二七，右手亦然，復以兩手搓脅，擺搖七七[五]。噏氣納於丹田[六]，握固良久乃止[七]，屈足側臥，永無走失。

訣曰：

精滑神疲慾火攻[八]，夢中遺失致傷生[九]；

搓摩有訣君須記，絕慾除貪最上乘[十]。

〔一〕夢失：指夢遺失精。封金匱：把由後天的精、氣、神轉化而成的元精、元氣、元神封存於體內的過程。封，指封固。金匱，古代稱藏書的地方，此處指藏精之處。

〔二〕火熾：指相火妄動。火，即相火，與君火相對而言，寄藏於下焦肝腎，有溫養臟腑，主司生殖的功能，與君火相配，共同維持機體的正常生理活動。相火過亢則有害。

〔三〕精滑：原指病證名，見《濟生方．虛損》。又稱滑精、滑泄，是指夜間無夢而遺，甚至清醒時精液自動滑出的病症。此處指有夢的精關不固，精液滑泄。

〔四〕寤寐時調息神思：睡前調整呼吸氣息，安定情緒。寤寐，即清醒或睡著，此處指臨睡前。神思，情志思緒。

〔五〕七七：明代逍遙子《逍遙子導引訣．夢失封金匱》作「七次」，按前文體例改。意即兩手搓脅，擺搖七七四十九次。

〔六〕嚥氣納於丹田：將吸入之氣深嚥而下，攝納於丹田部位。丹田，詳見本卷「水潮除後患」注。

〔七〕握固：指兩手拇指自然屈曲於食指根部，然後其餘四指屈曲握拇指於掌內，有如嬰兒之卷手。

〔八〕慾火：即情慾之火，指妄動的相火。屬病理之火，對機體產生危害。

〔九〕遺失：即夢失遺精。傷生：即傷身。生，似為同音「身」之誤。

〔十〕上乘：佛教以車輪的道理來喻釋佛法，但拜佛修行的人接受能力不一，有高有低，佛門則把其接受能力分成三種不同的情況，稱之為「三乘」，即「聲聞乘」、「緣覺乘」和「菩薩乘」。其中「聲聞乘」是其中接受能力最優秀的，稱為「上乘」，又叫「大乘」。引申為方法高妙。

【點評】

「相火」一詞，首見於《黃帝內經》七篇大論，屬運氣學說天地之氣的概念，後世醫家將其引申到人體，始形成人身正氣或邪氣的概念，如劉完素稱腎為相火，李杲稱下焦包絡之火為相火，張從正稱膽為相火等等，其中，最有成就者當數金元時期的朱震亨，他在總結前人論相火的基礎上，對相火進行了全面而深刻的闡發。朱氏認為，相火之常，即為人身一種動氣，是人體臟腑一種生生不息的機能活動，這種機能活動，主要發源於肝腎，以肝腎內藏之精血作為物質基礎，即所謂「肝腎之陰，悉具相火」。而相火之變動，則屬病理之火，與五臟內鬱變生之邪火密切相關。相火妄動，為人身之賊邪，也是元氣之賊。其中，之所以造成相火妄動，不外色慾無度、情志過極、飲食厚味等因素，如其云：「五臟各有火，五志激之，其火隨起。」又云：「醉飽則火起於胃，房勞則火起於腎，大怒則火起於肝。」等等。本卷所說的情慾太過，引起相火妄動而傷心腎，心腎受傷則神疲乏力、精關失固的病機與此相同。性慾妄念勢將引動下焦相火，擾動精關而導致夢遺，同時頻繁夢遺又能加劇傷精傷陰而致相火益熾、腎精益傷，久而損害機體健康。

針對相火妄動，夢遺失精病證的養生防治，可在臨睡前應用搓揉導引功法，讓人平靜心緒，調整呼吸，按摩搓擦肚腹、脅肋部，使心神能夠得到最大程度的放鬆，有助於睡眠。同時深呼吸將自然清新之氣下納丹田，以培補腎精，並使相火歸元下焦。此外，再結合生活調理，戒除貪念，清靜心神，屈足側臥，就可使精關固守，腎精秘藏，從而達到保持身心健康的養生目的。

「形衰守玉關」[一]

百感交集，思慮萬端，就會損及體內五臟；諸事勞作太過，就會傷及形體。這就是人會衰老的原因。若想返老還童，除非服食神丹，然而真正的神丹又豈會那麼容易得到。善於養生的人，應該注重平時起居生活，不論行住坐臥，做到心無雜念，專心致志，意守丹田，內氣在體內周流運行，沖透尾閭、夾脊、玉枕三關，這樣自然而然就可生精化氣，精氣充盛，形體健壯，延緩衰老。

歌訣大意：要想防老抗衰，補益形體，其實有一種很好方法，大可不必去尋覓身體以外的補陰壯陽的神丹；關鍵要經常凝神靜氣，意守丹田，只要元氣充足，神氣旺盛就完全可以達到真正的健康長壽。

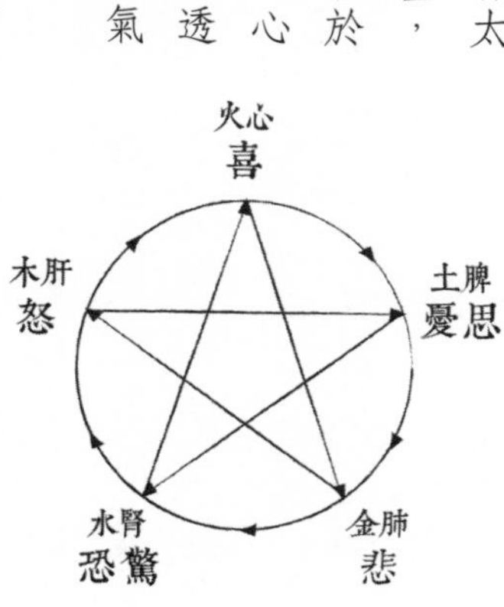

五行圖之五志

百慮感中，萬事勞形，所以衰也。返老還童，非金丹不可[二]，然金丹豈易得哉！善攝生者[三]，行住坐臥[四]，一意不散[五]，固守丹田，默運神氣，沖透三關[六]，自然生精生氣，則形可以壯，老可以耐矣。

訣曰：

卻老扶衰別有方[七]，不須身外覓陰陽；
玉關謹守常淵默[八]，氣足神全壽更康。

[一] 玉關：即臍下丹田。

[二] 金丹：中國古代煉丹術名詞，用丹砂（紅色硫化汞）與鉛、硫黃等原料燒煉而成的黃色藥金（還丹），其成品叫金丹。

[三] 攝生：保養身體，養生。

[四] 住：指站立，停留，相對於行而言。

[五] 一意：專心一意，專心致志。

[六] 三關：指後腦玉枕穴、腰背夾脊穴和骶椎尾閭穴三處。《靈寶畢法》曰：「背後尾閭穴日下關，夾脊日中關，後腦日上關。」

[七] 卻：除卻，遠離。

[八] 淵默：亦作「淵嘿」。深沉靜默。《莊子．在宥》：「屍居而龍見，淵默而雷聲。」

【點評】

本節提出人體真正的衰老原因在於思慮太過、勞累不止，所謂的「百慮感中，萬事勞形」。這一點與中醫七情內傷和過勞損傷致病的病因學說完全一致。中醫認為，喜、怒、憂、思、悲、恐、驚七種情志變化，是人體對客觀事物的不同反應，在正常的情況下，一般不會使人致病，而當突然、強烈或長期持久的情志刺激，超過了人體本身的正常生理活動範圍，則可使人體氣機紊亂、臟腑陰陽氣血失調，從而導致疾病的發生，由於它是造成內傷病的主要致病因素之一，故又稱「內傷七情」。更由於七情對應人體五臟，故又有「怒傷肝、喜傷心、思傷脾、憂悲傷肺，驚恐傷腎」的不同致病特點，是引起人體五臟氣血逆亂，臟腑功能失常，進而促使人體早衰的重要原因之一。過勞，則是過度勞累，持久地從事繁重或超負荷的體力勞作，積勞成疾；或突然用力過度與不當，而造成傷損。勞力過度致病。一方面「勞則氣耗」（《黃帝內經．素問．舉痛論》），損傷臟腑精氣，導致臟氣虛少，功能減退。出現肢體睏倦、少氣懶言、喘息汗出、形體消瘦等症。另一方面，勞力太過容易造成肌肉筋骨等形體的傷損，出現肢體的腫痛、功能受限等症。以上均是促使形體衰弱、臟腑機能減退，導致人體早衰的重要原因。

因此，尋覓延年益壽、防老抗衰的秘法，必須在平時的日常生活中注意調養精神情志和注意勞逸結合，避免過度情志刺激而減少「七情內傷」病因的侵擾，注意充分休息，以有利於消除疲勞，恢復體力和腦力，維持人體正常的功能活動。其次則要注重平時行住坐臥隨時練習導引吐納功法，通過呼吸運氣，意守丹田而練氣化精，練氣化神甚至練神還虛，使機體從紛繁嘈雜的環境中解脫出來，放鬆心情，寧靜守一，謹守淵默，則必將有助於延緩衰老，延年益壽。如此，則大可不必尋迹蓬萊、呑食丹藥之類，順利達到常葆機體健康、防衰養生的目的。這一觀點，對於當下風靡甚廣的大服保健藥食風氣，可以說不吝是醍醐灌頂的一劑清涼猛藥，值得大家細細玩味。

「鼓呵消積聚」

有的人因為飲食不節，導致積聚病；有的人因為情志不舒，導致積聚病；時間久了都會損傷脾胃，醫藥難以治愈。對於這一類脾胃受損的積聚病人而言，又怎麼比得上採用節制飲食，戒除急躁易怒的性情，消除其導致積聚病原因的方法更為高明呢？因此，患有上述病症的人應當端坐身體，調整呼吸，深吸氣使胸腹鼓起，直到胸腹中納滿清氣為止，然後緩緩地呵氣。如此反覆做三十五次，就會使腹內氣機通暢爽快而積聚病證消弭。

歌訣大意：氣機鬱滯和脾胃虛弱引起的食積不化病證，以及胸中痞悶，腹脹腹滿的證候最難調治；對此治療應採用深呼吸，使胸腹鼓滿清氣，然後緩緩呼出

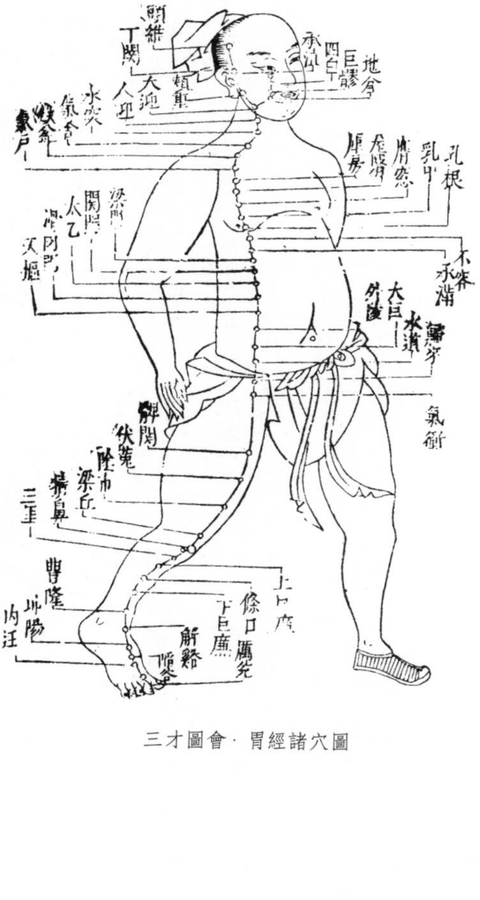

三才圖會· 胃經諸穴圖

的辨法，以通暢氣機，消食理氣，從而使積聚病證得到治療。身體安康後，當注意避免長久的勞作而致過度疲勞。

有因食而積者[二]**，有因氣而積者**[三]**，久則脾胃受傷**[四]**，醫藥難治。孰若節飲食**[五]**，戒嗔怒**[六]**，不使有積聚爲妙。患者當正身閉息**[七]**，鼓動胸腹，俟其氣滿**[八]**，緩緩呵出。如此行五七次，便得通快即止**[九]**。**

訣曰：

氣滯脾虛食不消[十]**，胸中鼓悶最難調；**

徐徐呵鼓潛通泰[十一]**，疾退身安莫久勞。**

一 鼓呵：即鼓腹呵氣。積聚：多由情志不舒、飲食不節，導致肝氣鬱結、氣滯血瘀、脾失健運、食滯痰阻而引起的病證，以腹內結塊、伴有脹痛為主要特徵。

二 因食而積：即食積病證，九積之一，是因食滯不消，日久成積者。《雜病源流犀燭．積聚癥瘕痃癖痞源流》：「食積，食物不能消化，成積痞悶也。」

三 因氣而積：即氣積病證。九積之一。是因氣機鬱滯，日久成積者。《儒門事親．卷三》：「氣積，噫氣痞塞，木香、檳榔之類，甚則枳殼、牽牛。」證見胸悶痞塞、噯氣則舒、脅腹膨脹，或痞塊時隱時現，或游走不定等。

四 久則脾胃受傷：食積日久，脾失健運；氣積日久，肝氣犯脾，故日久均見脾胃受傷。

五 孰若：猶何如，怎麼比得上。表示反詰語氣。節飲食：節制飲食，包括控制飲食的量，合理飲食節律，五味調和，葷素搭配，不吃生冷等諸多方面。

六 嗔（chēn）怒：指惱怒，生氣。

七 正身：即調身，指氣功修煉中，做到練功姿勢舒適，不鬆散，不緊張，以利於內氣運行。此處指端坐。閉息：猶屏息。有意地屏住氣，暫時抑制呼吸。清代蒲松齡《聊齋志異．屍變》：「客大懼，恐將及己，潛引被覆首，閉息忍嚥以聽之。」

八 俟（sì）：等待。

九 通快：指腹內氣機暢通爽快。

十 氣滯脾虛：氣機鬱滯，脾胃虛弱。

十一 通泰：通調安泰。指氣機調暢，積聚消散。

〔點評〕

古人很早就意識到良好的生活習性有助於遠離疾病，它比患了病再去尋醫問藥更重要，很多疾病不是一觸即發，而是逐漸形成的。諸如原文所說的長期飲食不節所導致的食積，以及素來急躁易於發怒的性格所導致的肝氣鬱滯，前者日積月累直接損傷脾胃，後者肝氣不舒，橫逆犯脾，也是逐步間接損傷脾胃，致使脾胃功能失調，中焦氣機升降失常，產生腹部脹滿、心胸部憋悶、脅肋部脹痛等一系列症狀。

文中提出，對於積聚病證的治療，節飲食、調情志是兩個有效的辦法。食飲有節，是要求飲食不可飢飽無度，並且進餐要有規律，養成定時定量的良好習慣。如明代高濂《遵生八箋．飲饌服食箋．序古諸論》說：「食飲以時，飢飽得中，水穀變化，沖氣融和，精血以生，榮衛以行，臟腑調平，神志安寧。」其中尤以飢飽適度、合理膳食最為要緊。中醫認為，飲食過量，或經常攝入過多的食物，或在短時間內突然進食大量的食物，超越了脾胃正常的消化能力，即可加重脾胃負擔，損傷脾胃功能，使食物積滯於胃腸，不能及時消化而成食積證。現代醫學也認為，經常飽食，會使胃腸的負擔加重，消化液的分泌供不應求，以致引起消化不良；過飽會使血液過多地集中在胃腸，心、腦等重要器官相對缺血，從而出現精神疲乏，工作學習效率低下；長期飽食，攝入量超過機體的需要，多餘的能量就轉化為脂肪貯存在體內，使身體發胖，高血壓病、冠心病、糖尿病等便會接踵而來，並可引起膽囊炎、膽石症等。所以飲食過量，不僅有損臟腑功能，還易使人未老先衰、短命折壽。

其次，調情志要戒嗔怒，要舒暢情緒，排泄鬱悶，設法變人的消極情緒為積極情緒，用積極的方式來舒暢情緒，在憂悶之中時，要設法儘快將其排泄，以免造成肝氣鬱滯的氣積病證。如此，能儘早疏肝理氣，消解鬱悶，防止肝氣犯脾，有利於病情治療。

除此以外，原文特別強調要採用正身閉息，鼓呵消導方法，在平靜安謐的環境中，通過呼吸鼓腹、暢調脾胃中焦氣機，而達到通暢氣機、消食理氣，從而使積聚病證得到有效治療的目的。這種自然呼吸療法，安全簡便，操作容易，又絕無副作用，對於調理脾胃、促進消化、鞏固後天之本、強身健體等均有一定效應，可在日常生活保健中加以應用。

元氣虧虛，腠理不密，則容易外感風寒之邪，罹患外感疾病。對此宜補益元氣，固表防邪，可在晨起之時或臨睡之前，盤腿而坐，用兩手緊兜著外生殖器，男的捧其陰囊及陰莖，女的緊貼大小陰唇，閉著口鼻、暫停呼吸，心神默想，以意領氣，使真氣從尾閭穴即相當於尾脊骨突處向上升，沿著背脊骨的兩旁向上至腦，抵達泥丸即上丹田，將風寒外邪驅出體外。然後，病人低頭屈膝作揖如叩拜狀多次，至汗出為止，即可防治風寒外感病證。

歌訣大意：盤腿端坐在用蒲草編織成的坐墊上，兩手緊兜著陰囊，意守專一；深長呼吸，運氣不止，然後叩頭跪拜，如此反覆三至五遍，便可很快驅逐體內的邪氣而使身體安康。

元氣虧弱[二]，腠理不密[三]，則風寒傷感[四]。患者端坐盤足，以兩手緊兜外腎[五]，閉口緘息[六]，存想真氣自尾閭升[七]，過夾脊[八]，透泥丸，逐其邪氣，低頭屈抑如禮拜狀。不拘數，以汗出爲度，其疾即愈。

訣曰：

跏趺端坐向蒲團[九]，手握陰囊意要專；
運氣叩頭三五遍，頓令寒疾立時安[十]。

一 兜禮：以兩手兜裹著陰囊，頭俯垂，彎腰，如同禮儀中的跪拜。傷寒：指一切外感疾病。廣義傷寒是一切外感熱病的總稱。狹義傷寒是外感風寒之邪，感而即發的疾病。《難經．五十八難》：「傷寒有五，有中風，有傷寒，有濕溫，有熱病，有溫病。」其中「傷寒有五」之傷寒為廣義傷寒，五種之中的傷寒為狹義傷寒。

二 元氣：人體的最重要、最根本的正氣。元氣是生命之本，是生命之源，元氣充足則健康，元氣受損則生病，元氣耗盡則死亡。

三 腠（còu）理：指肌肉和皮膚。腠，指肌肉的紋理，又稱肌腠。理，指皮膚的紋理，即皮膚之間的縫隙。

四 風寒：指風寒外邪。此處代表外感六淫病邪。

五 外腎：指陰囊。

六 緘（jiān）息：即閉息的意思。

七 真氣：元真之氣，指元氣。

八 夾脊：背部脊椎兩旁的穴位。《黃帝內經．素問．繆刺論》：「從項數脊椎俠背，疾按之應手而痛，刺之旁，三痏立已。」楊上善注：「脊有二十一椎，以兩手俠脊當推按之，痛處即是足太陽絡，其輸兩旁，各刺三痏也。」

九 跏趺端坐：多指佛教中修禪者的坐法。兩足交叉置於左右大腿上，稱「全跏坐」。或單將左足放在右大腿上，或單以右足放在左大腿上，叫「半跏坐」。此處指盤腿端坐。蒲團：用蒲草編織成的坐墊。

十 寒疾：指傷寒外感病。

【點評】

羸弱之人，元氣虧虛，衛氣不足，腠理不密，就容易受到外感病邪的侵犯。根據中醫正氣存內、邪不可干的發病觀，外感病邪致病，其病機為機體元氣不足、衛陽虛弱、腠理疏鬆之時侵襲機體而發病，基於此，中醫養生強調培補機體元氣，防止病邪入侵。陰囊乃外腎，搓手裹囊有助於激發元氣，加之習練導引功法則更有助於元氣的充盛，達到強身健體、防病卻病的療效。

元氣，又稱為原氣、真氣，是構成人體最基本最精微的物質，也是維持人體生命最原始的動力本源。元氣稟於先天，藏於腎中，又賴後天精氣以充養，它通過三焦，衍生出宗氣、營氣、衛氣、臟腑之氣、經絡之氣而溫煦臟腑，充養肌表，其中，衛陽之氣即由其生化而來。衛氣能溫分肉，固肌腠，潤澤皮毛，主司汗孔開合，防止病邪外襲，故預防傷寒外感，須從固護元氣入手，兜禮導引就是一種很好的辦法。因陰囊內藏睪丸，又稱外腎，是人體重要的生殖器官，也是下焦元氣發源相關之處，如能長期堅持，經常兜裹，固護陰囊，當可達到固腎培元、固密肌腠、防邪外感的養生目的。

「叩齒牙無疾」[一]

牙齒的疾病，多為脾胃邪火上炎熏蒸所致。每天清晨睡醒時，叩齒三十六下，再用舌頭攪動牙齦處，不計攪動的次數，直到津液滿口，才可以將津液嚥下，如此反覆做三遍。此外小便時，要緊閉嘴唇，咬住上下牙齒，直到小便解完，這樣就可以永久避免發生牙病。

歌訣大意：脾胃邪火鬱積於內循經上炎，熱極風生就會發生牙齒疾病。防治此病要清晨睡醒時注意叩齒鼓漱；如能長久堅持不懈地運用這個方法，就可以期待他到年老時還可以擁有年輕堅固的好牙齒。

齒之有疾，乃脾胃之火熏蒸[二]。每侵晨睡醒時[三]，叩齒三十六遍，以舌攪牙齦之上，不論遍數，津液滿口，方可嚥下，每作三次乃止。凡小解之時[四]，閉口切牙[五]，解畢方開，永無齒疾。

訣曰：

熱極風生齒不寧，侵晨叩漱自惺惺[六]；
若教運用常無隔[七]，還許他年老復丁[八]。

[一] 叩齒：又稱「叩金梁」。指牙齒上下相碰擊，並發出聲音。叩齒有健齒、提神、醒腦的作用，為古代的一種養生之法。

二 脾胃之火：此處的脾胃之火乃是邪火，正常的脾胃之火溫煦安謐，停留在脾，有助於食物的消化和吸收。而脾胃邪火則會上炎，熏蒸口齒。

三 侵晨：即黎明，早晨初現光亮之時。

四 小解：排尿，小便。

五 切牙：咬緊牙關。

六 惺惺：指清醒、機警的意思。此處指堅持不懈。

七 常無隔：此處指常年不間斷的意思。

八 老復丁：即返老還童。指氣功修煉後精神煥發，臉色紅潤，有如童顏。

【點評】

此法可與本書卷二「起居調攝」養生十六宜中的「齒宜常叩」和「津宜常嚥」相互參看。明代龔居中所撰《紅爐點雪》曰：「齒之有疾，乃脾胃之火熏蒸，每日佳晨，或不拘時，叩齒三十六遍，則氣自固，蟲蛀不生，風邪消散。」齒為骨之餘，乃腎中精氣所滋養。清晨叩齒，一則可以堅固牙齒，再則可以通過吞嚥唾液充養腎中精氣，起到充養骨髓的作用。因此，一直以來受到養生家的倡導。

「升觀鬢不斑」[一]

思慮太過則神氣耗傷，氣虛血虧而鬢髮斑白。可在子午兩個時辰，兩手握固，盤腿端坐，凝神靜氣，心無雜念，閉目想像，兩眼餘光上視泥丸大腦，意想著追躡體內陰陽二氣，使元氣從尾閭關上升，沿小周天循行的路線，最後下降回返於臍下丹田元海之中，每次行九遍。長久習練，就能元神充盛，氣血充足，白髮變回烏黑。

歌訣大意：元氣充盛，陰陽調和則神氣充盛，精氣自然充盈，若能心無雜念，意守真氣便能益腎固精，養血生髮；再做到心中無慾望、雜念和思想能專一，那麼要想成為神仙也不會太難。

思慮太過，則神耗氣虛血敗而斑矣[二]。要以子午時[三]，握固端坐[四]，凝神絕念，兩眼令光上視泥丸[五]，存想追攝二氣[六]，自尾閭間上升[七]，下降返還元海[八]，每行九遍。久則神全，氣血充足，髮可返黑也。

訣曰：

神氣沖和精自全[九]，存無守有養胎仙[十]；
心中念慮皆消滅，要學神仙也不難。

一　升觀：即提升真氣，內觀起火。內觀，是指用意念或慧光照耀體內各種景象。有兩種層次的修煉。一為觀形之內觀，即以「無中立象心定識神」，由此鎖住心猿意馬，使耳不聞、目不見、心不狂、意不亂。二為觀神之內觀，指觀乎神而不觀乎形，強調絕念無想，以無心為心，最終達到「內觀起火，煉神合道」。《清靜經》曰：「外觀其形，形無其形；內觀其心，心無其心。」斑：毛髮花白。

二　神耗氣虛血敗：皆為中醫病機術語。神耗，指神氣耗散。氣虛，指正氣虧虛。血敗，指血液敗亡。

三　子午時：即子時與午時。詳見本卷「起火得長安」注。

四　握固：詳見本卷「夢失封金匱」注。

五　泥丸：詳見本卷「起火得長安」注。

六　追攝二氣：指意念追趕上並捉住由元氣化生的陰、陽二氣。二氣，即陰陽二氣。

七　尾閭：詳見本卷「起火得長安」注。

八　元海：即臍下丹田。

九　沖和：此處指真氣充盈。語本《老子》：「沖氣以為和。」後以「沖和」指真氣、元氣。《文選．東方朔畫贊》：「談者又以先生噓吸沖和，吐故納新。」張銑注：「沖和，謂真氣也。」

十　存無守有：所謂存無是存無為，無人無我，忘心忘形，萬籟俱寂。所謂守有，即守中抱一，在虛極靜篤之時，一輪明月出現目前即玄關。胎仙：由道家追求胎息功法修煉成仙而得名。胎息是指練氣功時呼吸有如嬰兒在母胎中，不用口鼻而行內呼吸的高深境界。

【點評】

雜念太多、思慮太過，不能恬淡虛無，就會引起元精、元氣、元神的耗損，導致氣血虛衰，腎氣虧損，毛髮失於滋養而鬢髮斑白，如《黃帝內經．素問．上古天真論》云：「六八，陽氣衰竭於上，面焦，髮鬢頒白。」因腎之華在髮，髮為血之餘，若腎精充足，精血互化，則可以化生肝血，生養黑髮且髮澤光亮，反之若七情內傷或房勞太過，則必傷及腎精肝血，以致精虧氣虛血少而見面色憔悴、髮鬢斑白，甚則出現脛酸眩冒、腰膝酸軟等症。對此，養生防衰，必須從保養腎精，提升神氣入手，應用小周天之內觀起火功法，通過意守丹田，提升真氣而內觀升真於大腦泥丸，並回返壯大丹田元氣，則有助於充實元精、激發元氣、培補元神，從而起到養血生髮的作用，是生髮養髮的一大發明，可資參考。

「運睛除眼翳」

風熱上擾、肝火上炎或肝血不足、腎精虧虛，就會出現兩眼昏花，目生翳障，若長期不進行治療必然會導致兩目失明。對此，可在每天早晨睡醒之時，凝神靜氣，盤腿端坐，閉住雙唇，合上雙眼，再將雙眼左右各轉動十四圈，再緊閉雙眼片刻後，忽然睜大眼睛。這樣長期不停地習練運眼功，內障外翳就會自然消散，同時一定要禁忌色慾，並做到不要書寫細小的字體。

歌訣大意：喜怒失節、七情內傷會損傷人的元神精氣，致使兩眼昏花，視物不明。防治此證需要輕閉雙唇，微閉雙目，以蓄養元神精氣；如果人的精氣神充足不衰，那麼五臟邪氣也就自然消除。

傷熱傷氣，肝虛腎虛，則眼昏生翳，日久不治，盲瞎必矣。每日睡起時，趺坐凝思[二]，塞兌垂簾[三]，將雙目輪轉十四次[四]，緊閉少時[五]，忽然大瞪，行久不替，內障外翳自散[六]，切忌色慾並書細字。

訣曰：

喜怒傷神目不明，垂簾塞兌養元精[七]；
精生氣化神來復，五內陰魔自失驚[八]。

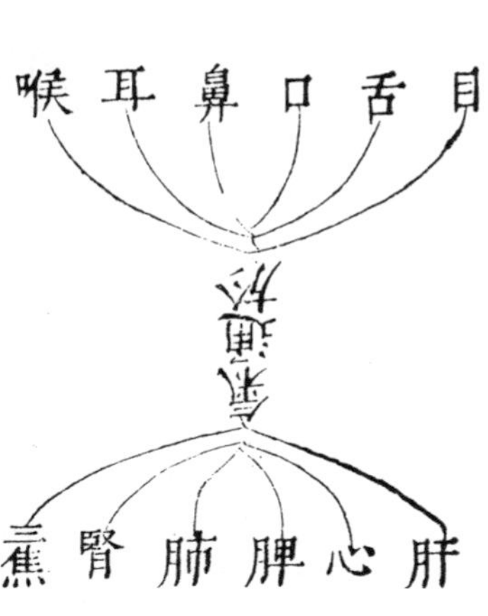

三才圖會·五臟上關九竅圖

一 翳（yì）：指眼內、外障眼病所生遮蔽視線、影響視力的病證。

二 趺坐：即跏趺坐，盤腿端坐。

三 塞兑垂簾：閉口合眼。塞兑，抿口合唇。兑，指口。垂簾，即合上雙眼。簾，眼瞼。口開神氣散，故塞之也；眼開神氣漏，故兑之也。

四 輪轉：猶如車輪來回旋轉。

五 少時：一會兒。

六 內障外翳：指眼目障翳，相當於青光眼、白內障。

七 元精：即元神真氣、腎精真氣。

八 五內陰魔：指五臟的邪氣。

【點評】

眼疾的發生有虛、實二種病機，實則外感風熱之邪和肝火上炎，虛則肝血不足，肝腎陰虛，陽亢於上，從而導致視物昏花、目生翳障。內障外翳包含了現代醫學中白內障，青光眼等諸多容易致盲的眼科疾病，而這些疾病絕大多數是漸進性的，所以要在日常生活中時時刻刻保護好眼睛，注意用眼衛生，多做轉動雙眼，睜閉眼睛的動作等，可以使眼肌及視神經得以運動。本書卷二「起居調攝」中的養生十六宜中也提到了「目宜常運」，可結合參看，用以改善視力，消除視疲勞，養眼護眼，防治眼病。

值得注意的是，文中提及的運眼做功時間選擇在每日清晨睡起之時，按照本功法簡單易行的特點，其實可不必拘於單一時刻，只要環境安靜、場地適宜、時間充分即可運目用功。此外因腎藏精，肝腎同居下焦，乙癸同源，精血互化，腎中精氣虧虛，必將水不涵木而致肝血不足，目失所養導致加重眼目疾病，而房事過度會直接耗損腎精，加劇這一病機演變，故而運睛明目功法施行的同時還要注意節制色慾，慎守腎精。同時，用眼過度也會耗傷陰血，使眼目失養而加重病情，故日常生活中也要注意儘量少看書、少看電視、少用電腦以及不書寫細小字體等，這給我們養眼、護眼、用眼以很好的啓示。

「掩耳去頭旋」[一]

風邪入腦或虛火上攻都會出現頭暈目旋，偏、正頭痛，若長期不予治療則會導致中風不語、半身不遂等病證。要防治這種情況，必然要靜坐，挺身閉息，用兩手掌掩住兩耳，向左右各轉頭五七三十五次，接著意守丹田，意想氣從丹田上升至泥丸大腦，停留片刻後抬頭呼氣，邪氣便自然散去。

歌訣大意：視而不見、聽而不聞，存神守意，精神專一。神氣入腦，元氣充盈就能驅逐邪氣。再加上不虛耗精氣，就可修煉成為蓬萊仙境中的仙人了。

邪風入腦[二]，虛火上攻，則頭目昏旋，偏正作痛[三]，久則中風不語[四]，半身不遂[五]，亦由此致。治之須靜坐，升身閉息[六]，以兩手掩耳，折頭五七次[七]，存想元神[八]，逆上泥丸[九]，以逐其邪，自然風邪散去。

訣曰：

視聽無聞意在心，神從髓海逐邪氛[十]；
更兼精氣無虛耗，可學蓬萊境上人[十一]。

[一] 頭旋：即頭暈如旋，指眩暈證。

二　邪風：為風邪，中醫致病因素，風、寒、暑、濕、燥、火六淫邪氣之一。

三　偏正作痛：指偏頭痛與正頭痛。《溪醫述．病症辨異》：「正頭痛者，滿頭皆痛……偏頭風者，但在半邊。」

四　中風：由於氣血逆亂，產生風、火、痰、瘀，導致腦脈痹阻或血溢腦脈之外，臨床以突然昏仆、半身不遂、口舌歪斜、言語蹇澀或不語、偏身麻木為主要表現。

五　半身不遂：是指一側上下肢、面肌和舌肌下部的運動障礙。

六　升身：即挺身。

七　折頭：左右轉頭。

八　元神：指元真、元氣。即神志活動的原動力，稟受先天精氣而產生，為生命之根本。

九　泥丸：指腦。詳見本卷「起火得長安」注。

十　髓海：指腦，中醫有腦為髓海之説。

十一　蓬萊：東方的「三仙山」之一，是傳説中神仙得道的地方。

【點評】

頭暈如旋，眼目昏眩以及偏正頭痛、中風、偏癱等證，其病機皆可由外感內傷所致，尤其是中風，實則外感邪氣，閉阻經脈，虛則肝腎陰虧，虛火上炎，邪中經絡，導致頭痛、頭暈、口眼歪斜等，若陽亢於上，氣血逆亂，深入臟腑，還可導致神志不清、言語蹇澀等。此類病證，眩暈是其主癥之一，也嚴重妨礙正常生活。對此可練習祛風定眩功法：靜坐，挺身閉息，用兩手掌掩住兩耳，向左右各轉頭三十五次，注意意守丹田，將元氣從丹田上升至泥丸大腦，停留片刻後抬頭呼氣。此功法既可治療耳鳴、耳聾、失眠、健忘等頭面心神疾病，也可以祛風散邪，防治頭暈頭痛，並可預防中風、半身不遂的發生。尤其是功法中兩手掩住兩耳以治頭暈如眩的論述，與現代醫學美尼爾氏綜合症發病於耳內迷路水腫的原理驚人相似，是對頭暈病證治療的實踐經驗總結，值得深入研究。

「托踏應輕骨」

人體應該適度的勞作，就如同經常旋轉的門軸是不會腐爛生銹一樣。要模仿熊鳥的動作，吐納導引功法，這些都是養生的方法。修煉時應雙手向上托舉，假想托舉千斤重量的大石，兩腳前踏，如同踩在平地一樣穩當。意守丹田，閉息凝神，也可根據四時季節的不同，採取相應的六字訣功法，用噓呵吐氣的方法，反覆做十四次。長期練功，身輕如燕，體格健碩，就足以抵禦寒暑之邪的入侵。

歌訣大意：精氣充盛，氣機調暢，五臟自然就會安康無疾，並且四肢肌肉充實，骨骼健碩；這樣儘管沒有服食長生不老的神丹妙藥，卻也完全可以在人世間做個健康快樂的老壽星。

四肢亦欲得小勞[二]，譬如戶樞終不朽[三]。熊鳥演法[四]，吐納導引[五]，皆養生之術也。平時雙手上托，如舉大石，兩腳前踏，如履平地。存想神氣，依按四時噓、呵二七次，則身輕體健，足耐寒暑[六]。

訣曰：

精氣沖和五臟安[七]，四肢完固骨強堅；
雖然不得刀圭餌[八]，且住人間作地仙[九]。

一 托踏應輕骨：托手踏足功法可使骨骼輕健。托踏，雙手上托，雙足前踏。輕骨，使骨骼輕便。

二 小勞：適度的勞作。

三 戶樞終不朽：即「戶樞不朽」。詳見本書卷二「起居調攝」注。

四 熊鳥演法：即熊經鳥伸，為模仿熊鳥等各種動物的運動。類於華佗「五禽戲」之運動方法。詳見本書卷六「十六段錦」注。

五 吐納：又稱「吐故納新」。呼出污濁之氣為吐，吸入新鮮空氣為納，吐納可以促進氣血運行。

六 足耐：完全能夠耐受。足，副詞，完全，足可以。

七 沖和：指真氣充盈。詳見本卷「升觀鬢不斑」注。

八 刀圭：本義指古代刀幣上面的一個圓孔。以服食藥物而欲修煉成仙的外丹家，每次只服食刀幣圓孔大小的藥物，刀圭一詞漸成量詞，一刀圭等於十分之一匙。這裏指外丹家服食的藥物。

九 地仙：地上神仙。

〔點評〕

四肢肌肉骨骼是人體重要的組織器官，也是五臟精氣的外華五體。生命形體的輕動靈活，主要依靠經脈氣血灌注充養，而氣血流暢則經脈調和，骨骼輕健。因此，要重視運動，加強鍛煉。俗話説，流水不腐，戶樞不蠹，生命在於運動。平日裏應該加強身體鍛煉，使得周身氣血運行通暢、四肢強健、身體健康，再結合習練托踏輕骨功法，意守丹田，凝神閉息，並模仿熊鳥的動作，加以長期練習，就可以達到身輕如燕，並防止骨骼四肢發病的功效。

「搓塗自美顏」

人的臉色憔悴無華，主要是因為心神思慮過多、整日勞碌而少節謹。防治的方法是，每天清晨靜坐閉目，使心神寧靜而無雜念，神氣平和恬淨，由體內而傳於體外，再先把兩手掌搓熱，摩拂臉面七遍。繼以含漱的口液塗抹臉上，再摩搓幾遍。像這樣搓面半月之久，可使皮膚光澤潤滑，面容紅潤鮮活，與以往大不相同了。

歌訣大意：減少慾望，恬淡虛無，心無雜念，能使氣血充盈調暢，自然而然五臟也會協調平和；衰老的容顏也會因此而重新煥發光澤，從此就再也不必去羨慕人世間其他榮耀之事了。

顏色憔悴[一]，所由心思過度，勞碌不謹[二]。每晨靜坐閉目，凝神存養，神氣沖淡[三]，自內達外，以兩手搓熱，拂面七次[四]，仍以嗽津塗面[五]，搓拂數次。行之半月，則皮膚光潤，容顏悅澤，大過尋常矣。

訣曰：

寡慾心虛氣血盈[六]，自然五臟得和平；
衰顏仗此增光澤，不羨人間五等榮[七]。

一 顏色憔悴：指顏面氣色枯黯無華。

二 勞碌不謹：指過勞、勞力太過。

三 沖淡（dàn）：本義水波起浮蕩漾的樣子，這裏是指神氣沖和調達，似水波微微蕩漾，在體內周流循環。

四 拂面：即搓拂面目。

五 嗽津：指將口中唾液來回漱動，使津液分泌增加，成白沫狀。

六 心虛：指心神虛無恬淡，無思無慮，無慾無想。

七 五等榮：古代有五個等級榮爵，即公、侯、伯、子、男五等。

〔點評〕

搓手摩面就是養生家所説的浴面、摩面，可有暢通氣血、祛風散寒、提神醒腦、預防感冒、美容、緩解疲勞等諸多功效。清代吳師機撰《理瀹駢文》云：「晨起擦面，非徒為光澤也，和氣血而升陽益胃也。」説明摩面養生既可養顏美容，又可調和氣血，健脾養胃，滋補五臟，是一種簡便易行的養生方法。因為中醫認為：面為五臟之華，是經脈氣血集中彙聚之處，經常摩擦面部，能使經絡通暢，頭面得到容潤，自然面生光澤，皺紋舒張，白髮轉黑，容光煥發。現代科學研究也表明，摩面不僅可以改善睡眠，而且還能夠使手指更加靈活，促進手與面部的血液循環，消除表皮衰老的角化細胞，改善皮膚呼吸，增加汗腺及皮脂腺的分泌，從而使皮膚更為緊縮，有助於增強皮膚的彈性和活力，防止細小皺紋的產生，延緩皮膚的衰老，達到駐顏美容的目的。

需要指出的是，此功法練習不必拘於晨起之時方能行之。至於搓塗津液則觀念上似乎不太雅觀，也不夠衛生，練功導引時盡可以靈活把握，或採用具有養顏滋潤作用的按摩乳、按摩精油代替之，不必拘泥原文所說，而將重點放在理解按摩面部的美容駐顏療效上。

「閉摩通滯氣」

氣機阻滯，不通則痛，氣滯血瘀則成腫脹，對於氣血瘀滯所致的腫痛等病症不能不謹慎對待。治療氣血瘀滯的病證，就需要平心靜息，心無雜念，深吸氣後，屏氣呼吸，先用左手按摩、搓擦氣血瘀滯的部位七七四十九下，再呼氣而出。同樣的方法，再換右手按摩、搓擦，隨後可用口中津液塗抹患處。如能勤奮堅持按摩七天，就會氣血通暢，不會再患氣血凝滯的病證。這也就是養生家所說的乾沐浴法。

歌訣大意：人體中的營衛氣血的運行一刻也不會停息，一旦有片刻的凝滯就足以令人擔憂；而閉氣按摩的導引功法已完全能使氣血營衛運行通暢，除此以外，又何必再去尋求其他的方法呢。

氣滯則痛，血滯則腫，滯之爲患，不可不慎。治之須澄心閉息[二]，以左手摩滯七七遍[三]，右手亦然，復以津塗之[四]。勤行七日，則氣血通暢，永無凝滯之患。修養家所謂乾沐浴者[五]，即此義也。

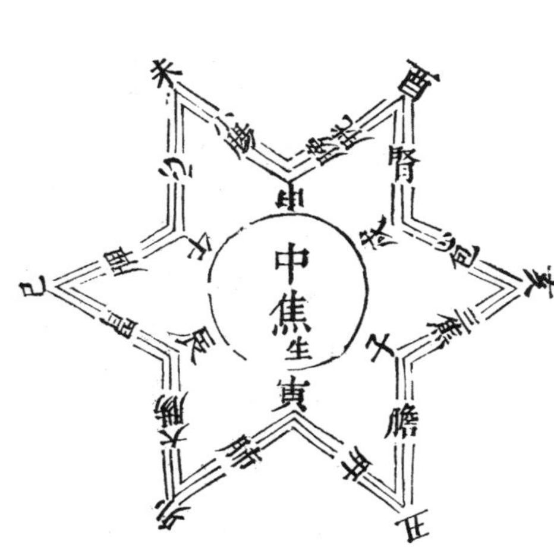

三才圖會·榮衛相隨之圖

訣曰：

榮衛流行不暫休[六]，一才凝滯便堪憂[七]；
誰知閉息能通暢，此外何須別計求。

[一] 閉摩通滯氣：即閉息按摩暢通凝滯不通之氣。閉，指閉息屏氣，深長勻細呼吸。摩，按摩。因氣滯則不通，不通則痛；血鬱則瘀，瘀則腫。血鬱氣滯可用閉摩功法治療。

[二] 澄心：寧靜心神，摒除心中雜念。

[三] 摩滯：即按摩氣血凝滯之處。

[四] 津：指津液，即口中唾液。

[五] 乾沐浴：練功前後用手摩擦全身皮膚，可以促進皮膚表面血液循環，增強機體抗病能力。

[六] 榮衛：即營衛。營氣是由中焦脾胃運化的水穀精氣生成的，為水穀精微中的精華部分。衛氣也是由水穀精氣化生而成，其性慓疾滑利。

[七] 一才：一旦。

〔點評〕

營衛之氣由水穀精氣所化生，是人體重要的物質基礎，一行脈中，一行脈外，共同維持人體臟腑正常活動。如《黃帝內經．素問．痹論》：「營者，水穀之精氣也。和調於五臟，灑陳於六腑，乃能入於脈也。故循脈上下，貫五臟，絡六腑也。」「衛者，水穀之悍氣也，其氣慓疾滑利，不能入於脈也，故循皮膚之中，分肉之間，熏於肓膜，散於胸腹」。作為營衛之氣的循行，營氣運行於血脈之中，而衛氣運行於皮膚、肌肉之間，能溫養肌肉、皮膚，因此摩搓皮膚腠理能夠有助於氣血運行，營衛通暢，有助於促進滯氣流通而起到減輕腫痛的作用，對於氣滯血滯的病機改善具有一定的作用。這也是古人所謂的乾沐浴，準確地說即是通過對氣滯不通、血行不利之處進行按摩導引而起到閉摩通滯氣的作用。

但是，值得指出的是對於嚴重的氣滯淤腫病證，大多數情況下仍應通過梳理氣血的藥物治療為主，也不可隨意對氣滯血淤形成的腫痛進行過多的按壓。作為導引養生功法，文中提及的按摩方法作為生活起居中的調營衛氣血方法，一般可用於輕微的氣血阻滯不通之證，而且時間、方式上也不必拘泥於起床及臨睡前等。本法可隨時隨地適時運用，甚至也可以隔著衣間接的搓擦，這樣均有助於氣血運行、營衛通暢、臟腑堅固而身體強健。

【凝抱固丹田】一

平常凝神靜坐，兩手如抱球狀放於臍腹前，存神守意想像元神納入丹田中，隨著自己的意念緩緩呼吸，元神一化生出來便將其收納於丹田之中，元神如能返回身體之中，元氣自然也能充盛，這樣早晚每天堅持運功，自然就能像初生的嬰兒一樣達到精氣神充足、純淨質樸，達到養生的最高境界。這是凝抱功法的效果。平時應經常靜坐，想像元神歸入於丹田，然後順從意念進行呼吸。練功十天後精氣神納於丹田，丹田就會有充實堅固感，練功百天後可使神明大腦逐漸通靈。修煉此功法不可懈怠，貴在每天堅持，不可時作時輟，半途而廢。

歌訣大意：元氣歸於丹田則丹田充實堅固，氣足神凝就可修成真胎；想要長壽就必然要從修煉凝抱功法開始，千萬不要虛度練功的大好時光。

元神一出便收來[二]，神返身中氣自回，如此朝朝並暮暮，自然赤子產真胎[三]，此凝抱之功也。平時靜坐，存想元神入於丹田，隨意呼吸。旬日丹田完固[四]，百日靈明漸通[五]，不可或作或輟也[六]。

訣曰：

丹田完固氣歸根[七]，氣聚神凝道合真；

久視定須從此始[八]，莫教虛度好光陰。

一　凝抱：這裏指練功時兩手如抱球狀放於臍腹前。

二　元神：指與生俱來的禀受於先天的元氣。元，有根本、原始之義。道家認為，神可分為先天和後天，先天之神又稱「元神」。《黃帝內經．靈樞．本神》說：「生之來，謂之精，兩精相搏謂之神。」

三　赤子：道家用語。原指初生的嬰兒，因嬰兒精氣神充足、心靈純淨、質樸純真、和諧至極，故常為道家的修養所比喻。此處指修身養性的人通過修煉就如同初生的嬰兒一樣精氣神充足、純淨質樸。真胎：即道家講的玄胎、道胎。道家通過修煉胎息，練養內氣，使精、氣、神內合於丹田，產生玄胎、真胎。此處指丹田中精氣神充盛。

四　旬日：即十日。

五　靈明：指大腦思維通靈明敏。明代張居正《答西夏直指耿楚侗書》：「但此中靈明，雖緣涉事而見，不因涉事而有……知此心之妙，所以成變化而行鬼神者，初非由於外得矣！」

六　或作或輟（chuò）：指有時運功有時不運功。

七　氣歸根：氣歸丹田，腎中元氣受納之處。根，為腎氣之根。

八　久視：即長生久視，指長壽、不老。

[點評]

此節所述即是胎息吐納法，所謂胎息是在意念的作用下深而細長的內呼吸，是氣功修煉的最高階段，其通過口鼻的外呼吸表現得非常微弱，不強調外呼吸的氣體交換，而注重身體內元氣的交換，體內的元氣交換就是內呼吸，就像胎兒在母體中氣體交換一樣，能使體內各部分充分利用自身能量和營養，具有強身延年的作用。凝抱煉丹功法提出了練習胎息所要遵循的兩個原則：一是重視練神，要氣靜神怡，心神寧靜，恬淡虛無；二是貴在堅持。

#「淡食能多補」

酸苦甘辛鹹五味，各歸五臟所主，如果飲食沒有節制，必然會導致五臟的虧損，哪裏比得上清淡飲食且有所節制對五臟的滋養更為有利呢！不過所說的食淡也並非是完全不吃五味飲食，只不過是強調清淡飲食，不可過於濃厚滋膩罷了。養生家說：「不吃鹽非是養生之道，重要的是飲食不可以太過滋膩。」可見他們並不是不食五味，淡是相對於濃而言，諸如過食肥甘厚味等，如吃素就算淡了。

歌訣大意：人們不太知道嗜食肥甘厚味，滋味過濃損害人的身體的道理，其實吃清淡薄味的食物非常有利於身體健康；養生的修行功夫都是從飲食清淡開始的，也只有切實執行清淡飲食才能真正有益健康。

五味之於五臟[一]**，各有所宜，若食之不節**[二]**，必至虧損，孰若食淡謹節之爲愈也**[三]**。然此淡亦非棄絕五味，特言欲五味之沖淡耳**[四]**。仙翁有云**[五]**：「斷鹽不是道，飲食無滋味**[六]**。」可見其不絕五味。淡對濃而言，若膏粱過度之類**[七]**，如吃素是也。**

訣曰：

厚味傷人無所知，能甘淡薄是吾師；

三千功行從茲始[八]**，天鑒行藏信有之**[九]**。**

一 五味之於五臟：五味對應於五臟，肝主酸味，脾主甘味，心主苦味，肺主辛味，腎主鹹味。

二 食之不節：飲食無節制，指過食肥甘厚味，暴飲暴食，五味偏嗜等。

三 謹節：指謹慎節制，包括淡食薄味。

四 沖淡：沖和平淡。沖淡並非淡而無味，而是沖而不薄、淡而有味。

五 仙翁：神仙翁。可理解為善養生之人。

六 滋味：指滋膩厚味。與下文「膏粱」同。

七 膏粱：此處指厚膩、肥美的食物。

八 三千功行：僧道等修行的功夫。唐代呂岩《五言》：「二十四神清，三千功行成。」

九 天鑒行藏：天鑒，指書名，唐代韓偓著。行藏，出處，行止。

【點評】

飲食有節，五味調和有助於身體健康，而飲食無節制，五味偏嗜則損害身體，引發疾病的產生。《黃帝內經．素問．上古天真論》有云：「飲食有節……故能形與神俱，而盡終其天年，度百歲乃去。」食物中的水穀精微是化生氣血的基本物質，也是維持人體正常生理功能的物質基礎，良好的飲食習慣是人健康長壽的關鍵所在。《黃帝內經．素問．生氣通天論》中提到：「是故謹和五味，骨正筋柔，氣血以流，腠理以密，如是，則骨氣以精，謹道如法，長有天命。」合理的飲食結構、食物無偏嗜、五味的均衡，都有益於健康。而飲食不節、暴飲暴食、過食肥甘厚味，則會引發疾病的產生。按五行學説，酸苦甘辛鹹分別入於肝心脾肺腎，故偏嗜一味，過多攝取則可能傷及相應內臟並影響其相剋臟，如鹹傷腎，影響及心之類，如《黃帝內經．素問．五臟生成篇》説：「多食鹹，則脈凝泣而變色；多食苦，則皮槁而毛拔；多食辛，則筋急而爪枯；多食酸，肉胝皺而唇揭；多食甘，則骨痛而髮落。」

除此以外，飲食養生更重要的一點是要避免過多攝食濃厚滋膩之品，即所謂的淡食能多補。因膏粱厚味，滋膩肥濃，食之不易消化，可引起胸滿、腹脹、腸炎、腹瀉、胃痛等消化系統疾病。還能傷及血脈及腎臟，引起消渴病證等。如《黃帝內經．素問．生氣通天論》説：「膏粱之變，足生大丁。」及《黃帝內經．素問．奇病論》指出：「肥者令人內熱，甘者令人中滿，故其氣上溢，轉為消渴。」現代醫學也認為，膳食中脂肪攝入量過高，會使血中脂質（脂蛋白、膽固醇）增加，膽固醇在血液中過多堆積，可使動脈管壁變厚、管腔變窄、變硬，形成動脈粥樣硬化，導致高血壓、冠心病、糖尿病等。因此，養生學家歷來主張飲食宜清淡，忌味重肥濃。《呂氏春秋．盡數》就提出：「凡食無強厚味，無以烈味重酒。」孫思邈也強調「勿進肥濃羹蹄，酥油酪飲等」，「善養性者，常須少食肉，多食飯」。可見飲食清淡對於機體健康至為重要，這種主張對後世養生防病具有重大指導意義。

【無心得大還】[一]

返璞歸真是養生之道中的最高境界。心無雜念的恬淡之人能保持心神的經常清靜安謐。人若能保持清靜平和的心態，便能天人相應，回歸自然，又怎麼會得不到養生之道的真傳，達不到返璞歸真的境界呢？《清靜經》對此已經有詳細的記載。修身養性的人，就是保持著清靜平和的心態，並貫徹在日常的行動之中，這樣想要達到清靜自然的靈妙境界，就會變得非常容易。

歌訣大意：人生有所作為固然重要，然而無聲無息地恬淡修行更是彌足珍貴；就如同中秋午夜浩瀚星空中澄澈清明的明月一樣，它不像太陽那樣光輝四射普照大地，卻依然無聲無息地照耀著天地。

大還之道，聖道也。無心者，常清常靜也。人能常清靜[二]，天地悉皆歸，何聖道之不可傳，大還之不可得哉！《清靜經》已備言之矣[三]。修真之士[四]，體而行之，欲造夫清真靈妙之境[五]，若反掌耳[六]。

訣曰：

有作有爲云至要，無聲無息語方奇；

中秋午夜通消息，明月當空造化基。

一　大還：道家內煉術語，道教的內丹有大還丹之道，內煉以得大還之道為極致，大還的資質就是嬰兒出現，進入聖胎脫化的修持境界。

二　清靜：即無心。恬淡虛無。

三　《清靜經》：全稱《太上老君說常清靜妙經》，是全真道四大聖典之一，反映全真教的基本教義和各種修練術。

四　修真：源於道家理論，指道教中學道修行、求得真我、去僞存真為「修真」，後世又延伸出多種修真門派及修真相關理論。此處指追求養生長生之人。

五　清真：此詞最早見於唐代李白的詩句「聖代復元古，垂衣貴清真」，是就詩歌創作而言，指自然質樸純潔，摒棄雕琢。這裏指清則淨，真則不雜，淨而不雜則達「清真」。靈妙：指靈巧神妙。

六　反掌：即易如反掌，十分容易。

〔點評〕

恬淡虛無為養生最高境界，也是修身養性的基礎，《黃帝內經．素問．上古天真論》說：「恬淡虛無，真氣從之；精神內守，病安從來。」意思是人要對生活淡泊質樸，心境平和寧靜，外不受物慾之誘惑，內不存情慮之激擾，達到物我兩忘的境界。如此，放之又放，空之又空，去之又去，自然地達到了「虛」，達到了「無」的境界。這時「虛無」與天相感相通，天和人都相通了，也沒了界限，真氣自然也就跑到你身上去了，如此真氣就會像陽光一樣，掃去所有的陰霾障礙。這時，全身的經絡、關節也都變得暢通滑利，即使有隱藏的疾病，也會在不知不覺中除去，這樣疾病就無從發生。這實際上是治療當代人心靈疾病的一個良方，也是現代人健康長壽的養生聖經，更是無心得大還的養生最高境界。

現代社會由於生活節奏越來越快，競爭壓力越來越大，人們突然成了追趕時間的忙人，很多人處於焦慮、緊張的生活之中，甚至有人已經出現了危險的亞健康狀況。所以文中提到清靜修真、恬淡虛無的養生準則，保持心平氣和的生活態度，淡泊名利，能使精神保持專一，如此，臟腑之精才得以有效守持而功能協調正常。因此，無心清靜的養生功法，對於我們今天預防疾病、保障健康、延年益壽，仍有著極其重要的現實意義。

卷九

郤病八則

〔卻病八則〕

靜坐在凳上後，彎腿，用一手握住腳趾，用另一隻手擦拭足底湧泉穴，不計次數，以足心發熱為度，然後依次搖動十個腳趾，左右兩足的湧泉穴換手擦拭，累了就稍微歇息一下。或者讓別人幫你擦拭湧泉穴，但終究不如自己擦拭為好。按摩擦試湧泉穴具有祛除濕邪和補腎培元的功效。

平坐[一]，以一手握腳指[二]，以一手擦足心赤肉[三]，不計數目，以熱爲度，即將腳指略略轉動，左右兩足心更手握擦，倦則少歇。或令人擦之，終不若自擦爲佳。此名湧泉穴[四]，能除濕氣[五]，固真元[六]。

[一] 平坐：指坐方凳上，兩腿自然分開。

[二] 指：即「趾」。

[三] 赤肉：猶皮肉。唐代於《邊游錄戍卒言》詩：「赤肉痛金瘡，他人成衛霍。」

[四] 湧泉穴：位於足底前三分之一與後三分之二交界處，足趾跖屈時呈凹陷，為全身俞穴的最下

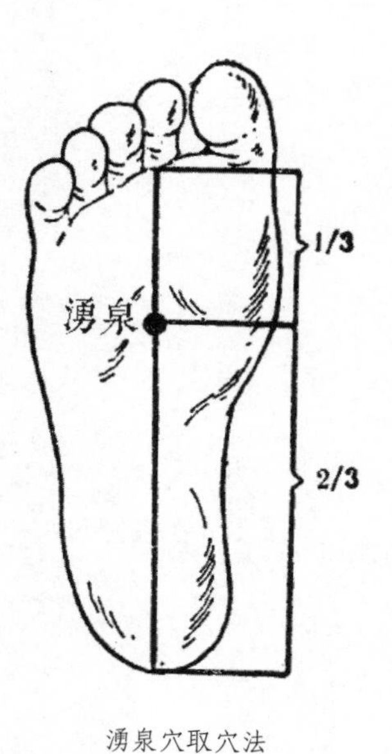

湧泉穴取穴法

部，乃是腎經的首穴。中國現存最早的醫學著作《黃帝內經》中說：「腎出於湧泉，湧泉者足心也。」

五 濕氣：指外感濕邪。

六 真元：指腎所藏之元氣。

〔點評〕

湧泉，經穴名，屬足少陰腎經。《黃帝內經．靈樞經．本輸》：「腎出於湧泉，湧泉者，足心也。」湧泉是人體長壽大穴，經常按摩此穴，則腎精充足，耳聰目明，發育正常，精力充沛，性功能強盛，腰膝壯實不軟，行走有力，並能治療多種疾病。湧泉穴與人體生命息息相關。湧泉，顧名思義就是水如泉湧。水是生物體進行生命活動的重要物質，水有澆灌、滋潤之能。湧泉穴養生法由來已久，宋代在民間就已盛行，《蘇東坡文集》中曾有這樣的記載：有個武將每日五更起坐，兩足相對，熱摩湧泉穴無數次，而面色紅潤，腰腿輕快。很多人仿效此法，不僅很少得病，而且有多年痼疾的人也不治而愈。

這是因為中醫的經絡系統是運行全身氣血，聯絡臟腑肢節，溝通上下內外的通路。搓摩湧泉穴之所以能夠治療諸多疾病，因為對其搓摩可以加強全身經絡的相互聯繫，促進氣血運行，濡養全身上下。

臨睡前坐在床上，兩腳自然下垂，解開衣服，閉氣調息，舌抵上顎，提縮肛門，兩手擦拭腰脊兩旁的腎腧穴各一百二十下，按摩的次數越多越好。能滋腎填精、溫腎固陽、強腰脊治腰痛。

臨臥時坐於床，垂足解衣閉息[一]，舌拄上顎[二]，目視頂門[三]，提縮穀道[四]，兩手摩擦兩腎腧各一百二十[五]，多多益善。極能生精固陽，治腰病。

[一] 閉息：猶屏息。有意地屏住氣，暫時抑制呼吸。詳見本卷「鼓呵消積聚」注。

[二] 拄(zhǔ)：指頂到的意思，《戰國策·

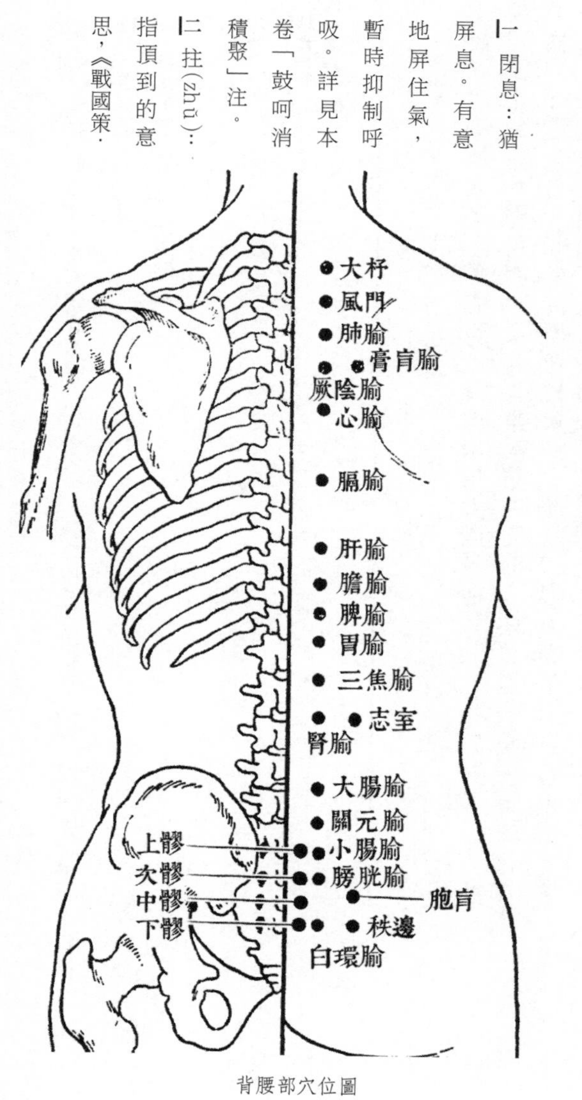

背腰部穴位圖

齊策六》：「修劍拄頤。」

三 頂門：指頭頂的前部。宋代范成大《問醫天賦》：「覺邪夢邪？陸離紛紜。神馬具裝，出於頂門。」

四 穀道：即肛門。

五 腎腧（shù）：在腰部，當第二腰椎棘突下，旁開一點五寸。對於腎臟虛損的疾病療效顯著。

【點評】

中醫非常重視人體本身的統一性、完整性，認為人體是一個有機的整體，外在腧穴與五臟相合，作用相關。腎腧穴則與腎臟密切相關，《黃帝內經·素問·脈要精微論》說：「腰者，腎之府。」腎腧位居腰部，按摩腎腧可以生精培元，補益腎陽，充養先天之氣，因此自古以來一直為養生家廣泛認同。

兩目後眉梢處，為絲竹空穴，平時經常以手指握空拳，拇指蓋於拳眼上，用大拇指骨節彎曲部位來回按摩二十七遍；又將兩手搓熱按摩兩目顴骨部位及耳根部位，反方向向上朝前額髮際部位再按摩二十七遍。這樣能夠使耳聰目明，即使在夜裏也可以書寫很小的字體。

兩肩後小穴中，爲上元六合之府[一]**，常以手捏雷訣**[二]**，以大指骨曲接三九遍；又搓手熨摩兩目顴上及耳根，逆乘髮際各三九**[三]**。能令耳目聰明，夜可細書。**

[一] 上元六合之府：即眉梢處的絲竹空穴。《太極真人神仙經》：「眉後小穴中，為上元六合之府，主化生眼輝，和瑩精光，長珠徹童，保鍊目睛，是真人坐起之上道也。」

[二] 雷訣：道家用語，指掐訣手勢。此處指握空拳，拇指蓋於拳眼。

[三] 逆乘：即反方向向上朝髮際處按摩。逆，指反方向的意思。乘，指登、升的意思。《玉篇》：「乘，升也。」

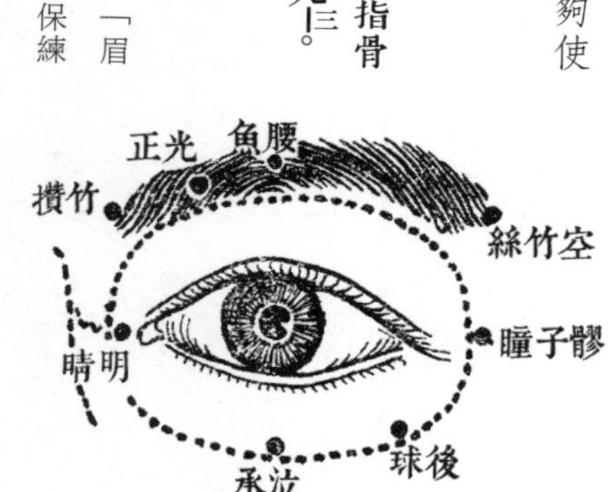

眼眶周圍穴位圖

【點評】

《黃帝內經．素問．脈要精微論》說：「夫精明者，所以視萬物，別白黑，審短長。」五臟精氣上注於目，而見精氣神內含。其中，目尤其與肝臟的關係最為密切，《黃帝內經．素問．金匱真言論》指出：「肝開竅於目。」另外，中醫眼科專著《審視瑤函》中也提到：「五臟六腑精華，皆從肝膽發源，內有脈道孔竅，上通於目為光明。」因此，古人十分重視眼睛的保健，歷代醫學家和養生家也都主張「目宜常運」，並摸索出通過刺激眼睛周圍的經穴或者直接對眼部進行鍛煉，以起到養眼護眼的導引功法。文中著重講述了熨摩上元六合之府以及耳根髮際以起到聰耳明目功法的運用。實踐中對於緩解視覺疲勞以及保健美容，提高視力與聽力具有一定的指導意義。

雙腳並攏著站在面朝黑暗的地方，左手繞過頸項後面遮住右眼，頭頸用力向右側的亮處扭轉九下，再右手繞過頸項後面遮住左眼，頭頸用力向左側的亮處扭轉九下。這樣能夠清肝明目，治療雙眼赤澀夜痛的眼病。如果只是一側眼疾，也可遮住患側只練一側。

並足壁立向暗處[一]**，以左手從項後緊攀右眼，連頭用力反顧亮處九遍**[二]**；右手亦從項後緊攀左眼，扭顧照前。能治雙目赤澀火痛**[三]**，單病則單行。**

[一] 並足：指雙腿並攏。壁立：指像牆壁一樣挺身站立。

〔二〕反顧：指回頭看。

〔三〕赤澀火痛：眼目發紅，乾澀疼痛。

【點評】

宋代官修醫書《聖濟總錄》云：「諸脈皆屬目……，故人臥則血歸於肝，肝受血而能視，血氣和調，則上助目力而能瞻視，若肝臟有熱，血脈壅燥，則津液不能榮潤，故目中乾痛而磣澀也。」說明肝經有熱，可導致目赤澀痛。此外，隋代巢元方等撰《諸病源候論》亦云：「若腑臟勞熱，熱氣乘於肝，而沖發於目，則目熱而澀也，甚則赤痛。」清肝明目導引功法可促進氣血津液運行，袪風散邪，並引熱下行，起到護眼明目的作用。

靜坐後屏氣調息，深吸一口氣，然後用意念將清氣猛地送至臍下丹田中，使胸腹儘量擴展，吸氣到最大限度，閉氣片刻，配合吸氣閉氣的同時，左臂緩慢向左平推直至完全伸展，右臂屈肘往右回拉直至右脅肋處，似挽弓之狀，再換右臂在上，左右交替為一次，重複四次後才緩緩呵氣而出，上述功法反覆做三十五次，感到心胸舒暢就停止。用以治療四肢氣血運行不暢，心胸煩悶和背部氣血不暢所致的筋脈拘急疼痛等疾患。

靜坐閉息，納氣猛送下[一]，鼓動胸腹，兩手作挽弓狀，左右數四，氣極滿緩緩呵出五七，通快即止。治四肢煩悶，背急停滯[二]。

[一] 納氣：指吸入新鮮空氣，此處指深度吸氣。

[二] 停滯：有形之邪氣，停頓滯留於機體形成筋脈拘急疼痛的病證。

【點評】

古人養生十分重視機體與外環境的有機聯繫，《黃帝內經·靈樞·邪客》：「人與天地相參也，與日月相應也。」閉目調息，配合導引動作與天地相應，則氣血通暢，脈道通利，氣機調暢。加之採用鼓動胸腹，吐故納新時配合以兩手作挽弓狀導引功法，有利於調暢氣機，血行通暢，使經脈和利，從而起到治療四肢拘急，腰背疼痛等病證的效果。

趴在床上，不要用枕頭，雙腳趾踮起直立，然後閉口用鼻吸氣四次，再用鼻呼氣四次，鼻呼氣時要將氣完全呼盡後再用鼻輕輕地吸氣，呼吸時以感覺不到氣息的出入為妙。此功法具有清熱、舒經活絡的功效，能祛除內熱和消除背痛。

覆臥去枕，壁立兩足，以鼻納氣四，復以鼻出之四，若氣出之極[一]，令微氣再入鼻中，勿令鼻知。除身中熱及背痛之疾[二]。

[一] 氣出之極：指緩緩呼氣直到極限。極，指盡頭、極限。

[二] 身中熱：即指內熱。

〔點評〕

中醫認為氣血津液虧損或陰精不足，則五臟內熱由體內而生；同時經脈氣血流通不暢，氣滯血淤可導致背痛。對此可採用深呼吸的方法，鼻吸、鼻呼最大量吸入新鮮空氣並排出肺內殘氣及其他代謝產物，以改善人體氣血運行，幫助正氣驅除病邪，清熱活絡以除內熱及背痛。

盤腿端坐，右手支撐於右脅肋部，左手仰掌向上托舉，儘量伸展腰部，以鼻緩緩吸氣至最大限度，重複七次。具有行氣活血化瘀的功效，能祛除氣滯血瘀的病證。然後仍然盤腿端坐，換左手支撐於脅肋部，右手仰掌向上托舉，儘量伸展腰部，以鼻緩緩吸氣至最大限度，重複七次。具有溫胃散寒，促進脾胃運化的功效，用於胃寒及消化不良等。

端坐伸腰，舉左手仰掌，以右手承右脅，以鼻納氣，自極七息[一]。能除淤血結氣[二]。端坐伸腰，舉右手仰掌，以左手承左脅，以鼻納氣，自極七息。能除胃寒、食不消。

[一] 自極七息：指以自己身體吸氣的極限呼吸七次。自極，指達到自己身體的極限。

[二] 結氣：即氣結、氣滯，為臟腑、經絡之氣阻滯不暢。

【點評】

胃寒及食不消皆屬中醫脾胃病，脾主運化，胃主受納。脾胃運化全賴陽氣溫運化穀，如此則納運協調，升降相調，共同完成飲食消化吸收功能。溫胃助運導引功法有利條達氣機，氣行則血行，達到散結除淤的目的，又通過手熨覆脅肋，可助陽氣布散，使寒邪得溫則散，以除胃寒。同時促進脾胃運化吸收，培補後天之本。

凡是途經危險的道路，或者在廟宇神像前，心中膽怯，疑神疑鬼的時候，就將舌抵上顎，漱津嚥下一至兩遍，再用左手第二、三指按捏兩鼻孔中間處。具有凝神定驚的功效，能抵禦各種妖魔邪氣，此外嚥津按捏前還要叩齒七遍。

凡經危險之路，廟貌之間[一]，心有疑忌，以舌拄上顎[二]，嚥津一二遍，左手第二第三指按捏兩鼻孔中間所隔之際。能遏百邪[三]，仍叩齒七遍。

[一] 廟貌：指廟宇中供奉的神像。

二 拄（zhǔ）：抵。

三 遏（è）：阻止。

〔點評〕

中醫認為心主神明，驚則擾心，腎志為恐，恐則傷腎。當人處於險惡情境或廟貌之間，往往會心驚善恐，容易傷及心神與腎精。《黃帝內經·素問·舉痛論》說「驚則氣亂」、「恐則氣下」。對此，一方面要安定神志，克服驚慌失措，排除驚悸、恐懼心理，按捏鼻中隔轉移緊張心情，同時也可嚥沫以下氣安神，使精氣內藏，腎志內守。

養生經典系列

健身寶典

《修齡要旨》百歲道士冷謙的健身氣功學代表作

錢超塵 主編
【明】冷謙 撰
鄭紅斌 劉蘇婭 評注

責任編輯 程豐餘
書籍設計 黃沛盈
出　　版 天健出版社
香港北角英皇道四九九號北角工業大廈二十樓
NATURAL HEALTH PRESS
20/F., North Point Industrial Building,
499 King's Road, North Point, Hong Kong

香港發行　香港聯合書刊物流有限公司
香港新界大埔汀麗路三十六號三字樓

印　　刷　中華商務彩色印刷有限公司
香港新界大埔汀麗路三十六號十四字樓

版　　次　二〇一三年六月香港第一版第一次印刷

規　　格　特十六開（150mm×210mm）二二四面

國際書號　ISBN 978-962-8823-36-9